手　技
キネシオ
テーピング法

Kinesio Taping with Manual Therapy

加瀬 建造 DC 監修
髙倉 昌宏 ND,LAc,DC 著

科学新聞社

はじめに

　キネシオ療法をどのように全世界に広げるかを考え続けている。キネシオ療法とはキネシオ療法理念をもとに、キネシオ療法のキネシオテーピング法、手技筋膜、筋肉、関節、リンパマニピュレーション、クライオセラピー、スラッキング法、マッスルユニットトレーニング（MUT）、オステアローザ法を患者のために施す療法である。キネシオ療法を全世界に広めるには効果的な治療法を紹介しなければならないと思い、この本を書いた。この本はキネシオテーピング法と手技療法を統合させた本である。どちらの療法も患者に効果的であるが、統合することでさらに効果が得られるのである。

　すべての始まりはカイロプラクターとして治療を始め、常にどう患者を治療し助けるかを考えたときからである。30数年前に痛みで動かない、または動かしたくない体をどのように動かすか？　を考えた。痛いからといって動かさなければ細胞の機能低下が起こる。これが苦悩の始まりであったが、そこから生まれたのがキネシオテーピングである。そして私は、キネシオ療法の手技筋膜、筋肉、関節、リンパマニピュレーション、クライオセラピー、スラッキング法、MUT、オステアローザ法など次々と考案、実践してきた。

　キネシオ療法の一部のキネシオテーピング法は筋肉テーピングとして始まったが、今では末梢神経、自律神経、脳、幹細胞、筋肉、関節など様々な体の細胞に影響を及ぼすことがわかってきただけでなく、精神面にも影響を及ぼしている。キネシオテーピングの可能性は未知で、常に進化している。キネシオ療法も進化している。キネシオテーピング法と手技療法を統合させて相乗効果を図るこの本も、進化である。私は体の未知の謎を解き明かすべく治療家として常に試行錯誤している。

　アメリカで当協会の公認指導員を務め、ND（自然医学医）、DC、鍼灸師として活躍している髙倉昌宏先生が、私と一緒にこの本をまとめることになった。

　この本がキネシオ療法を全世界に広げる第一歩になればと思う。本の内容が治療家の方々の参考になり、それを患者のために役立ててもらえれば光栄に思う。

キネシオテーピング協会会長

加瀬建造 DC

キネシオテーピングを考案、開発した加瀬建造先生は未来の医療を常に見続けている。加瀬先生はカイロプラクターであるが、その領域を超えた治療家として、体が何兆という細胞の集合体であり、その細胞一つ一つに手技療法、自然療法がどのように影響を及ぼすかを考えている。

必ずしもエビデンスがある訳ではない。エビデンスとは人間が考えたものをどのように実験して立証するかということで、常に医療の世界では時間がかかる。治療によって副作用を起こす療法にはエビデンスが必要である。患者の安全が第一だからである。しかし手技療法、自然療法の世界でエビデンスを待っていたら時間がもったいないのである。我々は痛みのある患者、機能障害のある患者のために最善を尽くすべく日夜努力をしている。その第一線を常にリーダーとして努力しているのが加瀬建造先生である。私には一人の治療家として加瀬建造先生の考えに即して未来治療をどこまでも追い、いつか追いつきたいと思っている。手技キネシオテーピング法は未来治療の一部でしかないが、これをまず紹介し、これからの未来治療のスタートとしたい。

前キネシオテーピング国際協会理事
高倉昌宏　ND, LAc, DC

目　次

はじめに　　　iii

第1章　キネシオ療法概論 ………………………………………………… 001

キネシオ療法とは？ ……………………………………………………… 002

キネシオ療法理論とは？ ………………………………………………… 002

「空・動・冷」の理論とは？ …………………………………………… 002

軟部組織流体性理論とは？ ……………………………………………… 003

キネシオテーピング法とは？ …………………………………………… 004

主な筋骨格系の症状の警戒徴候：レッドフラッグ ………………… 005

第2章　手技療法と手技キネシオテーピング法 ………………… 007

手技療法 ……………………………………………………………………… 008

キネシオテーピング法 …………………………………………………… 011

手技キネシオテーピング法 ……………………………………………… 011

第3章　筋骨格系の症状の診たて ………………………………… 017

診たての重要性 …………………………………………………………… 018

筋骨格系の診たて ………………………………………………………… 018

視診 …………………………………………………………………………… 019

触診 …………………………………………………………………………… 019

可動域テスト（皮膚、筋膜、筋肉、靱帯、関節） ………………… 019

整形外科テスト …………………………………………………………… 021

　　頸椎部分テスト　　　021

　　胸部分テスト　　　028

　　腰部分テスト　　　031

　　骨盤と股関節部分テスト　　　034

肩部分テスト　　040

肘部分テスト　　046

手首部分テスト　　050

膝部分テスト　　053

足首部分テスト　　059

キネシオスクリーニングテスト ································· 063

各キネシオスクリーニングテストの写真と説明 ············ 064

リンダーテスト1　　064

頸椎伸展テスト　　064

血管膨隆　　065

ペクトガードルテスト　　065

リンダーテスト2　　066

腹圧検査　　066

ヒップローテーションテスト　　067

SLR テスト　　067

筋肉テスト ··· 068

手技組織移動テスト（Manual Tissue Direction）··········· 068

第4章　手技キネシオテーピング法（基本編） ········ 071

治療過多とは？ ··· 072

手技キネシオテーピング法──脊椎の痛み ··················· 073

脊椎以外の部位の痛みの場合 ······································ 074

キネシオ脊椎テーピング ··· 075

脊椎連動テーピング　　075

各脊椎の短筋テーピング　　077

各脊椎の長筋テーピング　　084

キネシオ筋肉テーピング ··· 090

キネシオ表皮テーピング ··· 092

キネシオ神経テーピング ··· 095

皮膚分節知覚帯のテーピング　　096

キネシオ骨・靱帯・関節テーピング 099

第5章　手技キネシオテーピング法（応用編）..................... 111

脊椎関節可動域減少の場合 112

関節マニピュレーションについて 112

関節マニピュレーションの目的 112

副作用を抑える方法 114

関節マニピュレーションのコンタクトハンドとサポートハンド 114

椎骨の可動域減少の呼び方と位置表示 115

椎骨のモデルで見せるリステング 117

頸椎マニピュレーション 118

胸椎マニピュレーション 121

肋横突関節マニピュレーション 126

腰椎マニピュレーション 128

仙腸関節マニピュレーション 130

他の技 133

自主練習 135

肩関節マニピュレーション 136

胸鎖関節マニピュレーション 138

肘関節マニピュレーション 140

手首関節マニピュレーション 142

股関節マニピュレーション 144

膝関節マニピュレーション 145

足首関節マニピュレーション 147

治療例 149

　　頭蓋骨、頸椎　　　149

　　胸椎　　　150

　　腰椎　　　150

　　骨盤　　　151

附録　手技キネシオテーピング法についての論考 ·················· 153

1. 複数臨床に基づくキネシオテープとカイロプラクテック治療の
   相互作用に関する調査研究 ································· 154

2. キックバックが皮膚、軟部組織に及ぼす影響
   ―テープの伸張率との関連― ··························· 161

おわりに　　　163

著者・監修者　略歴　　　164

第1章
キネシオ療法概論

キネシオ療法とは？

キネシオ療法とはキネシオ療法理論に基づいて、加瀬建造 DC により考案され実践されてきた治療法である。キネシオ療法では、問診、視診、可動域テスト、触診、キネシオスクリーニングテスト、徒手筋肉テスト、整形外科テスト、手技組織移動テストにより、きめ細かく検査（スクリーニング）を行い、患者の症状、病気、悩みの原因を診断（診たて）する。診断に基づいて、筋膜／筋肉／関節／リンパ・マニピュレーション、キネシオテーピング、クライオセラピー、スラッキング法、マッスルユニットトレーニング（MUT）、オステオアローザ法などの手技療法と自然療法を単独もしくは組み合わせて施術する。

キネシオ療法理論とは？

キネシオ療法理論は解剖学的な体のつくりそのものと、「空・動・冷」の理論と軟部組織流体性理論に基づいている。皮膚や筋肉など、体はいくつもの層からなり、さらにその間を神経、血管、リンパが複雑につながりネットワーク（回路網）をつくっている。キネシオ療法では、その回路網を正しく配置させるため、体の異常部位の細胞組織をミクロ（細胞レベル）とマクロ（体の部位）で捉え、ミクロとマクロを同時に治療していく。

「空・動・冷」の理論とは？

「空」とは？
　体に異常があり炎症が起こると、細胞そのものが膨張し、その細胞の周囲には、炎症物質が発生する。膨張した細胞と細胞の間が詰まり、血液やリンパの循環が悪くなると、炎症物質も滞り、治りを遅らせる。また、膨張した細胞の圧迫から痛みの受容体も刺激される。細胞レベルで層と層の間に空間をつくることによって、細胞の圧迫を解除し、痛みを軽減させることができる。これが「空」の理論である。

「動」とは？
　細胞がダメージを受け、炎症を起こしたときに、細胞間に空間をつくることで、炎症物質の流れが改善される。細胞は生きている。動かない細胞、体の細胞組織はない。常に動かすことで細胞の役目を果たす。これが「動」の理論である。

第1章 キネシオ療法概論

「冷」とは？

　炎症を起こすと、熱が発生する。炎症は損傷した細胞を治そうとする体の反応であり、必ずしも悪いわけではないが、過剰な炎症は良くない。炎症物質が滞り過剰に熱を発生させると、治りも遅くなり痛みも増す。体そのものはエネルギーである。だから熱を発し炎症が起こると、過剰に熱が発生しやすいのである。冷やすことにより過剰な炎症を押さえることができる。これが「冷」の理論である。

　「空・動・冷」の理論に基づく治療では、「空」の理論を利用して細胞間に空間を作り、「動」の理論により炎症物質を流し、「冷」の理論に従って炎症部位の熱を冷やすのである。

軟部組織流体性理論とは？

　軟部組織流体性理論は筋肉、筋膜、腱、靱帯、関節、軟骨、滑液包、そして細胞レベルで表皮から骨膜、さらに骨の内部のハーバース管までのネットワークを考慮し、体内の流体性を促進させるという原理に基づいている。

　軟部組織の中でも、筋膜を例に考えてみる。筋膜は通常、浅筋膜と深筋膜に分けられる。さらに筋肉に密接する筋膜は筋上膜、筋周膜、筋内膜に分けられ、筋線維を覆っている。筋膜の主成分はタンパク質のコラーゲン組織であり、コラーゲンは筋肉と同じように血管や神経の周りも覆っている。筋膜を筋肉の膜と考えず、主成分のコラーゲン組織で考えると、軟部組織流体性理論によれば、コラーゲン組織のネットワークと考えることができる。コラーゲン組織が体の骨組みをつくっている。コラーゲン組織を構成するアミノ酸は螺旋構造を形成しており、様々な結合組織に強度を与えられるほどの弾力性を持つ。体にはコラーゲン・タンパク質が多数あり、型によってコラーゲンの質と量が異なる。I 型は骨に多く含まれている。II 型は軟骨に多く含まれている。IV 型は基底膜に多く含まれている。VIII 型は血管内皮細胞に含まれている。他にも真皮、靱帯、腱、など軟部組織すべてにコラーゲンが関連している。最近では複数の細胞に分化できる幹細胞の増殖を促進させるという研究もされている。キネシオ療法を用いて、表皮を治療することで幹細胞の増殖にも影響を与える。したがって、コラーゲン組織のネットワークそして間に存在する体液を考えて治療する必要がある。

　細胞の中にある各種のタンパク質がどう働いているかを、アニメーションでつくったハーバード大学のビデオを見ると、まるで海の中に浮いて、動いて、しかもちゃんと働いているのが描き出されている。まさに体の多くの構造物は水である。

　体液は、古代ギリシア時代、ヒポクラテスの四体液説において、血液、粘液、黄

003

胆汁、黒胆汁、または血液、粘液、胆汁、水と考えられていた。現在は細胞内液、細胞外液、リンパ液、血液、滑液包の滑液など、体は60％が水分からできているとされている。その水分は電解質のナトリウム、カリウム、マグネシウム、カルシウムなどの陽イオンと塩素、亜硫酸のような陰イオンと非電解質のコレステロール、中性脂肪、尿素、ブドウ糖、乳酸などの成分を含み、常に体の中を循環している。循環することで体の細胞に栄養分を運び細胞や体を機能させる。体に異常があり炎症が起こると、炎症物質が体の細胞内外そして細胞間の水分に溜まる。修復細胞の線維芽細胞が集中するようにヒスタミンが発生し、血管を膨張させて血流を良くする。そしてダメージを受けた細胞を修復する。炎症物質によって痛みの受容体が刺激される。痛みを感じることで、体を無理に動かして、症状を悪化させないためである。しかし血液が溜まり過ぎると痛みの受容体が刺激されすぎて治癒が遅れる場合がある。だから細胞や体を適度に動かして炎症物質をダメージ細胞から流し（循環させ）、細胞再生と促進させることが重要である。これが流体性理論である。

　軟部組織流体性理論は体の隅々の細胞をつなげるコラーゲン組織を過剰に動かしたり逆に固定したりするのではなく、各細胞に最適な影響を与えるために動かし、体液や水分の循環を改善して、細胞と体の治癒を促進させるのである。

キネシオテーピング法とは？

　キネシオテーピング法はキネシオ療法の核になっている。1980年、加瀬建造DCは九州の治療院にて、慢性の関節痛を持つ患者への治療を見学しているうち、筋肉の動きを調整することで、関節に対しても効果が出るとの考えに至り、キネシオ理論「空、動、冷」の「動」を導き出した。たとえば、以前は膝の手術後ギプスを用いて関節が動かないように固定していたが、近年は手術後すぐ動かす治療をする。患者に手を添えて、痛みを軽減させ、異常部位を動かしてもらうことで、線維芽細胞が通常のマトリックスをつくり上げる。もし動かさなければ線維芽細胞が細胞機能とは関係ないスカー（瘢痕）をつくり上げてしまうことになる。手を添える代わりに開発されたのがキネシオテーピング法である。キネシオテーピング法は細胞間に空間をつくり、体液の流れを促進させて、炎症物質を異常部位から流し、炎症熱をとり、治りを良くする。さらに、適度の圧を細胞に加える事で線維芽細胞または他の細胞の修復に良い影響を与える。ただ皮膚に貼るだけのキネシオテーピング法と思われがちだが、キネシオ筋肉テーピング、リンパテーピング、靱帯／腱テーピング、メカニカルテーピング、狭間テーピング、機能テーピング、筋膜テーピングなど、それぞれの細胞組織を対象としたテーピング法がある。ただ貼るだけでなく、キネシオ療法理論に基づいて貼るのがキネシオテーピング法なのである。

第1章　キネシオ療法概論

主な筋骨格系の症状の警戒徴候：レッドフラッグ

　手技療法治療家として、施術時に最も気をつけなければいけないのが警戒徴候である。以下の症状、症例以外にも警戒徴候はあるが、正しく診たてをすることが必要である。

1．頭

　　a．頭痛は脳からの疾患があるため慎重に診たてなければならない。脳神経の異常があるかまず確認をする。特に視力の低下、目の動きに異常があるときは気をつけたほうが良い。片頭痛は通常 MRI（画像診断）を行って脳の疾患がないかを確認してから治療する。緊張型頭痛はストレスなどから筋肉が緊張して頭痛を起こすので、ストレスの解消をしなければ治療で症状は和らいでも、再度発症する可能性が高い。群発頭痛は周期的に起こるため視床下部の原因が疑われる。まず生活習慣を改善して睡眠、食事、生理など体の周期のバランスをとることが大切である。

　　b．頭の事故は脳しんとうを起こしている場合、安静にすることが必要である。学校のスポーツで頭を打ったときは、生徒／患者にその他の症状がなくても安静にする。脳神経の検査をして2〜3日様子をみる。交通事故など強い衝撃の場合は緊急に CT などで画像診断を行う。

2．頸

　　a．脳からの指令（シグナル）を体全体に送るのに頸を通る。頸椎の損傷は上半身、下半身不随などを起こす。頸の事故を起こしたときは迅速に X 線などの画像検査で骨折してないか確認する。リウマチ、変形性関節症、ダウン症候群など上部頸椎の靱帯に異常があると思われるときも X 線画像検査で関節の診断をしてから治療する。

3．胸

　　a．胸椎の痛みは心臓、肺、肝臓からの関連痛がある。心臓は左肩と左前胸、肺は背中、肝臓は右肩といわれているが、可動域テスト、整形外科テスト、またはキネシオスクリーニングテストで痛みを起こせない場合は、血液検査、画像検査、心電図（EKG/ECG）など精密検査が必要になる場合もある。

　　b．乳癌は肺、胸椎、腰椎に転移することがあるので、たとえ癌治療が成功しても胸椎の痛みを訴えていたら注意するべきである。

4．腰

　　a．馬尾症候群を起こして会陰のしびれ、下半身不随、排尿障害、排便障害などがあるときは即座に神経テスト、画像検診をする。神経が椎間板ヘルニアな

どで圧迫され続けると神経を損傷してしまう。

b. 腹部大動脈の異常が腰椎に痛みを起こすこともあるので、高齢の患者は気をつける。

c. 前立腺がん、乳がんは腰椎に転移することがあるので、リスク要因があるときは気をつける。

5．上肢、下肢

a. 局所の痛み、関連痛、神経根障害の皮膚分節知覚帯のしびれ、または痛みなのかを確認する。神経は長時間圧迫され、筋肉の低下、機能障害が起こると回復が遅れる。まずは痛み、しびれの原因を追求する。

b. 骨折の可能性があるときは直ちにX線画像検査が必要である。

c. 急性の上肢、下肢捻挫は関節の安定をとるのが難しく、時間がかかるのでリバビリをする。関節炎の場合は筋肉群のバランスをとる。時間をかけないと症状が再発する可能性が高い。予防が大切である。

d. 内臓疾患による関連痛を見逃してはならない。たとえば左肩の痛みは心臓疾患が原因のときがある。肩を動かしても痛みに変化がない場合、心臓疾患が疑われるので検診を勧める。

第2章
手技療法と
手技キネシオテーピング法

手技療法

　治療家の手を駆使して施す治療法を総称して手技療法と呼ぶ。カイロプラクティック、オステオパシー、ナチュロパシー、マッサージなど、治療家の職種により、様々な手技が用いられる。特にどの職種が優れているとか、どの手技が良いとかいうことはない。直接、手を当て治療を施すことは非常に効果的である。どんな職種、どんな手技であっても、患者に最適な治療法を選択し、施すことが大切である。

　カイロプラクティックは、1895 年に D. D. Palmer によって耳が不自由な患者の椎骨のズレを治療したところ症状が改善されたことから広まった。カイロプラクティックは関節、中でも特に脊椎の関節の治療に重点をおいて、可動域を触診して関節可動性減少部または X 線画像診断で関節のわずかなズレを確認し、元のあるべき位置に整えて治療する。結果として、可動域を向上させ、自然治癒力を向上させる。アメリカのカイロプラクティックの技は基本的に３つに分類される。１．ディバーシファイド、２．ガンステッド、３．アクティベーター（道具での治療）である。主な技は３つであるが診断方法（アセスメント）は多数ある。

　オステオパシーは、1874 年に A. T. Still によって広められた。スティル医師は薬に頼るのではなく体のもっている自然治癒力を促進させて、健康状態を改善することを重視した。オステオパシーは体の軟部組織、体液、頭蓋仙骨に重点を置いて治療を行う。

　ナチュロパシーは、1901 年に Benedict Lust によって広められた。症状だけを治療するのではなく体全体を診て症状の原因を探し出して治療することに努める。軟部組織、関節、神経筋肉反射などを対象に、運動指導、食事療法、ホメオパシー、ハーブ療法など、様々な角度から統括した治療をし、新たな病気を予防することにも重点を置いた。

　マッサージは、患者の筋肉をほぐすことから始まり、今ではリンパマッサージ、足反射マッサージなどいろいろな用途のマッサージがある。

　他にも様々な手技療法がある。指圧・按摩、ナプロパシーなどは名前と治療法が少し異なるが古代から中国、日本、エジプトなどの国々で治療として使われていた。

　この本では、治療するべき細胞組織に分けて、それぞれの手技療法を紹介する。手技療法はマニピュレーション（調整）とし、筋膜マニピュレーション、筋肉マニピュレーション、関節マニピュレーション、リンパマニピュレーションに分類する。

第2章　手技療法と手技キネシオテーピング法

筋肉マニピュレーション

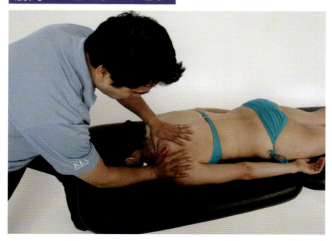

筋膜マニピュレーション

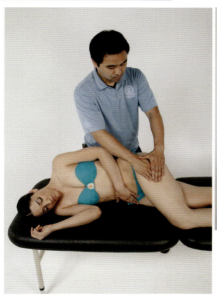
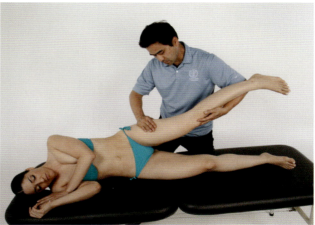

関節マニピュレーション

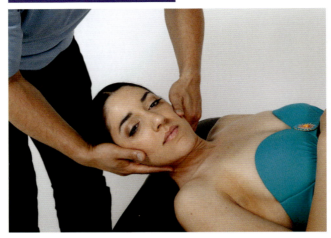

リンパマニピュレーション

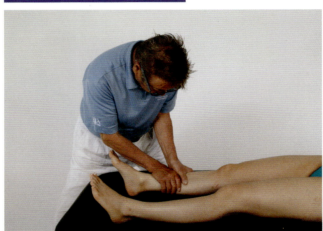

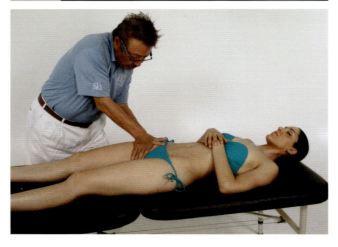

キネシオテーピング法

　1980年、加瀬建造DCにより、カイロプラクティックを通じて、キネシオテーピング法が考案された。九州の治療院で、リウマチ患者の治療を行う際、冷却してから、関節を動かすことで、より治療効果が得られることを発見した。キネシオ理論の「空・動・冷」の基になる理論がここで導き出された。

　個々の細胞は動いている。細胞が集まり、臓器としてそれぞれのシステムをつくり、常に連動している。痛み、炎症、疾患が起こると、細胞組織は動きづらくなり、熱を発生させる。細胞を動かし、血液、リンパの循環を改善することで自然治癒力が促進され、冷却効果も得られる。細胞間に炎症が起こり、空間が凝縮されると細胞の動きが悪くなる。循環を良くするためには、細胞間の空間が必要になる。キネシオテープを貼ることで、皮膚を持ち上げ、細胞間に空間をつくり、細胞が動きやすくなる。

　キネシオテーピング法を使うことによって細胞に及ぼす影響は手技療法を上回る。キネシオテーピングを手技療法と併用させることで治療効果が倍増できる。

手技キネシオテーピング法

　手技キネシオテーピング法とは、キネシオテーピング法を用いて、手技療法と同様または同等の効果を与え、さらにその効果を持続させる治療法である。手技療法に先だってキネシオテープを貼る場合、キネシオテープを貼りながら手技療法を行う場合、手技療法の後にキネシオテープを貼る場合がある。

　手技療法とキネシオテーピング法は、筋骨格系の疾患だけでなく、癌や脳の疾患、または難病の治療にも用いることができる。その場合には、第1章の警戒徴候（レッドフラッグ）を確認し、適切な医療機関で治療を受けていることが必須である。例えば、脳性麻痺や癌治療後のリンパ浮腫、毛髪様骨折の治療などにおいても、適切な医療機関での治療（抗癌剤治療など）や検査（X線画像診断など）を踏まえた上で、手技療法とキネシオテーピング法を用いた治療を併用することにより、手技療法とキネシオテーピング法だけからしか得られない顕著な効果が見られている。

筋肉マニピュレーション

手技療法

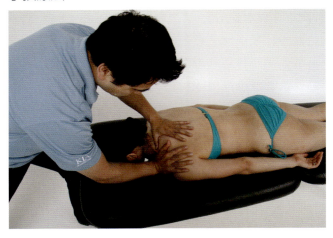

キネシオテーピング法　　　　　　（穴あきテープ）

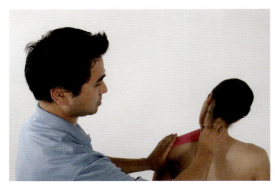 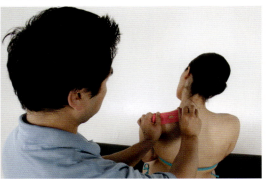

手技キネシオテーピング法

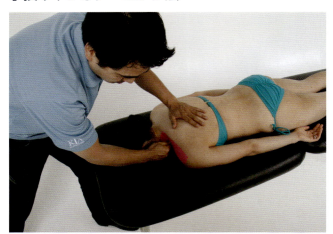

第2章 手技療法と手技キネシオテーピング法

筋膜マニピュレーション

手技療法

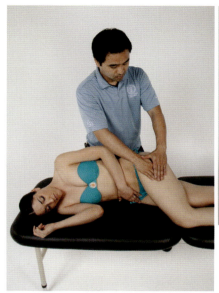
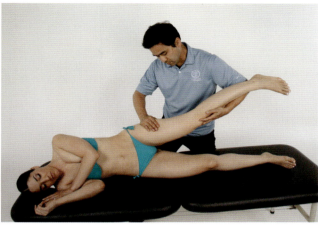

キネシオテーピング法

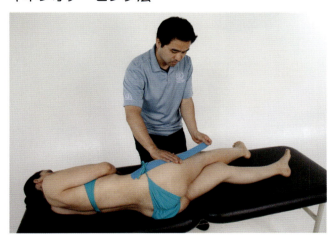

手技キネシオテーピング法

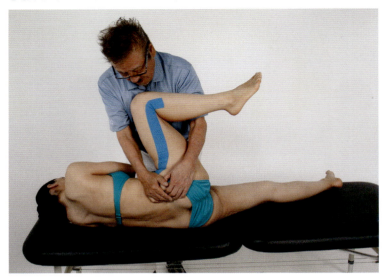

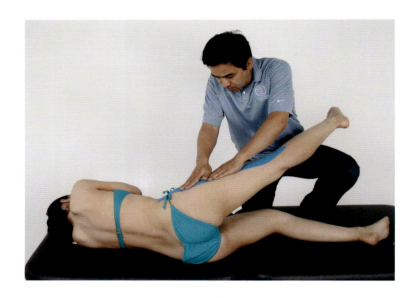

第2章 手技療法と手技キネシオテーピング法

関節マニピュレーション

手技療法

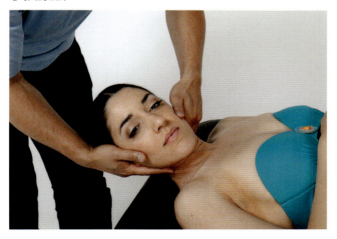

キネシオテーピング法

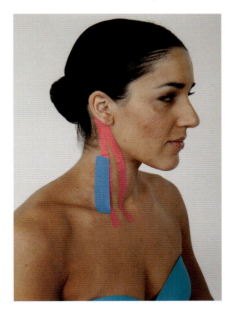

手技キネシオテーピング法

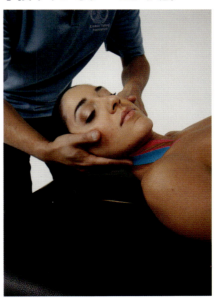

015

関節マニピュレーション

手技療法

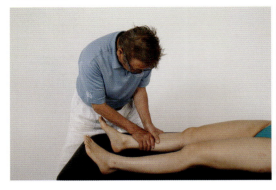
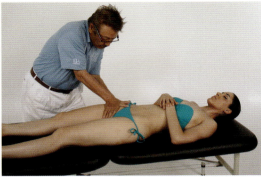

キネシオテーピング法

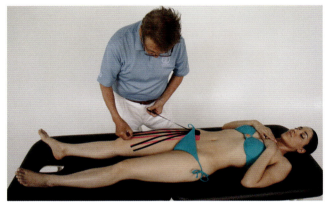

手技キネシオテーピング法

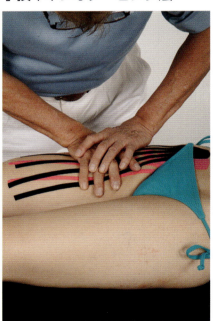

第3章
筋骨格系の症状の診たて

診たての重要性

　診たてとは、患者の体が訴えているメッセージを感知し、症状や悩みの原因を追及することを言う。診たては、治療家の持っている知識や技術、そして治療方針によっても異なってくる。たとえば、患者の症状に対して、あるカイロプラクターが椎骨の可動域減少が原因だと診たてる一方で、あるマッサージ師は仕事中の姿勢が原因で起こる筋肉の硬直と診たてることがある。それぞれの診たては間違っていないだろう。同様に、椎間板ヘルニアの患者に対して、ある手技療法家が非侵襲的治療が可能だと判断する一方で、ある整形外科医は手術しか選択肢がないと判断する可能性もある。外科医であっても、手技療法の知識がなければ、手技療法でどこまで椎間板ヘルニアの治療ができるかわからないのである。どの職種であっても、治療家として、最善の診たてをしている限り、他者の診たてを批判はできない。だから治療家は、職種を問わず最善の診たてができるよう心掛けなければならない。

　アメリカでは、患者を診て治療することをPRACTICE（練習）という。患者一人ひとりに合った最善の治療を見つけ出し、それを練習するのである。患者から命、健康を任され治療するため、重責を伴う練習である。だからこそ診たてが重要である。

筋骨格系の診たて

　筋骨格系を患い、手技療法を受けに来られる方は少なくない。診たてを迅速そして正確に行うことで患者にかかる負担を軽減し、回復を促進させる。通常の診立ては、問診・視診・触診・可動域テスト・整形外科テスト・X線テストなどの画像検査をそれぞれ行って、症状の原因を追及する。治療家によっては、症状のある部位を局所的に治療することもあるが、体を様々な面から診たてて治療するのが望ましい。なぜなら、たとえ筋骨格系の体の痛みや異常でも、臓器の異常から起こっている場合もあるし、精神的原因で生じている場合もあるためである。治療家の知識、技術が多ければ多いほど診たての幅が広がる。筋骨格系は体の臓器を支えているので、臓器に異常があると筋骨格系に症状が出やすい。また、反対に筋骨格系のつくりが崩れれば臓器に負担を与えて機能を低下させることもある。ゆえに、内臓疾患の患者に筋骨格系の治療をするのが適切な場合もある。痛みは体の不調の現れであり、それがどこからどのようにどうして起こっているのかを追求するために、まず筋骨格系の診たてをするのは最善の方法である。

視診

　視診は、皮膚・筋膜・筋肉・関節のそれぞれの動きや、患者の表情の変化などを判断する際に行う。皮膚の色を診るだけで患部の異常や体全体の異常がよくわかることもある。疼痛を伴う患部は、赤く腫れている。これは、炎症を起こしているためである。血行が良くなく顔が青ざめているときや黄疸が出ているとき、または、体全体に影響のある疾患があるときには、瞬時に適切な治療をすることで、患部の治癒が促進される。その他、視診は可動域テストをするときにもよく使われる。

触診

　触診は、診たての中で最も重要である。血液検査、画像検査など、それぞれの検査も有効だが、触診もそれらに匹敵する。表皮、真皮、リンパの流れ、筋膜、筋肉、腱、靱帯、関節、血管、神経など様々な体の組織を触診することで異常な患部を見つけることができる。患部に触らずに薬を処方する治療家もいるが、触診をしないことで体からの需要なサインを見逃すときもある。表皮は 3〜10 g、真皮は 10〜30 g、筋膜は 30〜100 g、筋肉は 80〜400 g、靱帯は 100 g、骨は 200 g の圧力で触診する。

可動域テスト（皮膚、筋膜、筋肉、靱帯、関節）

皮膚
　皮膚は、表皮と真皮に分けられる。毛細血管の一部は、表皮と真皮の間にある。内出血の治療の時には、表皮を 3〜10 g の圧で触診して可動域を見る。

筋膜
　筋膜の可動域を触診するときは、30〜100 g の圧で可動域を見ると筋膜の動きがわかりやすい。または可動域テストをして初めに感じるバリアー（抵抗感）が、筋膜の張りである。皮膚に傷があるときには可動域テストにより、初めに皮膚の張りを感じる。傷のないときには、皮膚の可動域を関節の可動域テストで感じるのは難しい。

筋肉
　可動域テストで筋膜の次に感じるのが、筋肉の張りと伸びである。筋肉の張りと伸びは、患者自身もよく感じている。靱帯を伸ばし過ぎると、可動性亢進関節を起こすので注意が必要である。特に、深部筋（インナーマッスル）は靱帯の働きを補

助しているため、伸ばし過ぎると可動性亢進関節になるため、気をつけなければならない。

靱帯

　筋肉を伸展し過ぎると靱帯を伸ばしてしまう。靱帯は、骨と骨をつなぐ。靱帯は、常に関節のバランスをとり、骨や関節を安定させる。脊椎靱帯骨化症のように靱帯が骨化すると関節の動きはなくなる。靱帯が伸ばされて動き過ぎると可動性亢進関節になる。靱帯の可動域テストは、他動で行う。他動で関節を動かすと、筋肉の伸びをより感じることができる。関節を動かす時ゆっくり行うと痛いときがある。その一歩手前が靱帯の可動域である。このとき、深部筋（インナーマッスル）も考慮しなければならない。靱帯が伸びると深部筋が過剰に硬直する。そして深部筋も伸びると浅部筋が硬直する。これは、靱帯と筋肉の関連性によるものである。

関節

1. 関節を動かした際、自動の可動域が、通常の筋肉の可動域である。一方、他動の可動域は、通常の靱帯の可動域である。関節自体の可動域は、他動で靱帯の可動域を越えた時、軽痛を感じる点である。靱帯が関節を保護しているため、関節の可動域を調べるには靱帯を最大限伸ばして検診する。

2. 関節の可動域を検診し、過剰運動症候群や可動性亢進関節、または可動性減少関節の該当を調べるのが重要である。診たてを間違えれば症状を悪化させることもある。たとえば、可動性亢進関節で痛みがある関節に手技療法を加え、一時的に痛みを軽減させたとしても、再度痛みが生じるのが通常である。過剰運動症候群の場合は、体全体の関節の可動域が亢進しているので、よく指、手首、肘などの上肢、または下肢の可動域を伸展して調べるとわかる。可動性亢進関節または可動性減少関節は、関節をゆっくり他動で可動域限界まで動かして調べる。脊椎の場合のモーションテストである。

整形外科テスト

頸椎部分テスト

■ ラスト徴候
Rust Sign

理論的解釈：頸椎安定性テスト

（陽性）首を安定させて痛みを軽減する
重度の上部頸椎損傷（重度の筋緊張、靱帯不安定性、上部頸椎骨折、または脱臼）
X線：頸椎（AP, APOM, Lateral, Flexion/Extension）

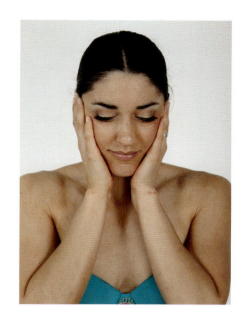

■ バルサルバテスト
Valsalva test

理論的解釈：腹圧を上げて頸椎の病変を刺激する

（陽性）頸部の痛み：椎間板ヘルニア、腫瘍、頸椎管または神経孔の狭窄をきたす病変

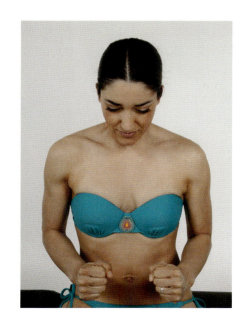

■ バレズンスキーテスト
　Brudzinski's /Linder's Test

理論的解釈：→硬膜と脊髄を引っ張り痛みを引き起こす

（陽性）脊髄と髄膜のけん引による痛みや膝の屈曲：髄膜の炎症または神経根の病変

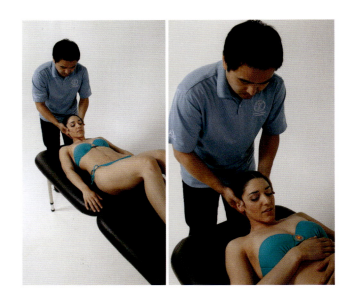

■ レルミッテテスト
　L'hermitte's Test

理論的解釈：頸椎屈曲で神経根、または脊髄を圧迫すると放散痛が起こる

（陽性）部分的な痛み、または神経根痛が上肢に及ぶ：頸椎管狭窄、髄膜炎、または多発性硬化症などの脳の病変

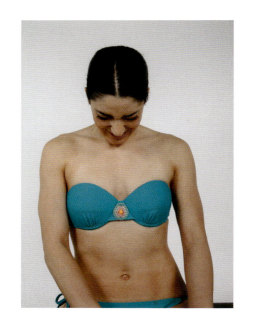

第3章　筋骨格系の症状の診たて

■ハルパイクテスト
　Hallpike's Test

理論的解釈：首の回旋と後屈による椎骨動脈の圧迫

（陽性）めまい、目のぼやけ、吐き気、失神、眼振：椎骨動脈狭窄

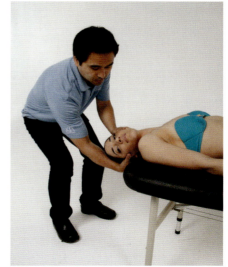

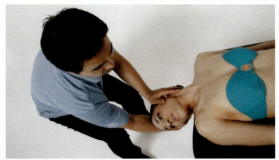

■頸椎圧迫テスト
　Foraminal Compression Test

理論的解釈：椎間関節、椎間板にかかる圧力で、頸椎から上肢に放散痛が起こる

（陽性）痛み：神経孔の狭小化、椎間板ヘルニア

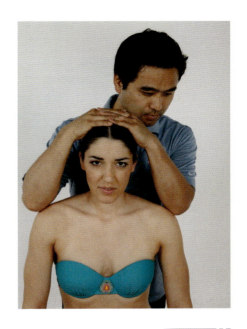

023

■ 牽引テスト
　Cervical distraction Test

理論的解釈：椎間孔を広げ狭窄の神経根の圧迫を和らげる。また軟部組織をストレッチする

（陽性）痛みの悪化：筋肉の痙攣、軟部組織の異常。もしくは痛みの軽減：椎間孔狭窄

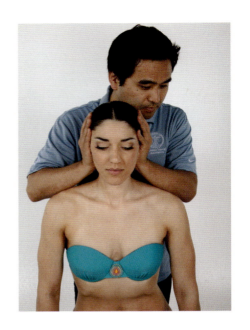

■ バコデー徴候
　Bakodly's Sign（Shoulder abduction test）

理論的解釈：手を頭の上に挙げて腕神経叢の圧迫を弱める

（陽性）痛みの軽減：椎間板ヘルニア、頸椎管、椎間孔の狭窄

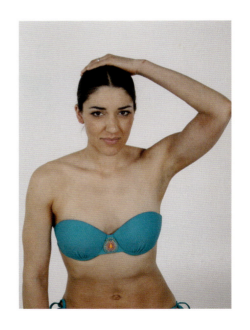

第3章　筋骨格系の症状の診たて

■アデソンテスト
Adson's Test

理論的解釈：胸郭出口症候群のテスト、前斜角筋による鎖骨下動脈または腕神経叢の圧迫

（陽性）橈骨動脈の脈拍低下：前斜角筋、頸椎肋骨の疾患、パンコースト腫瘍、または上肢の神経根障害

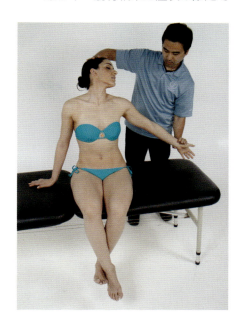

■逆アデソンテスト
Reverse Adson's Test

理論的解釈：胸郭出口症候群のテスト、中斜角筋による鎖骨下動脈または腕神経叢の圧迫

（陽性）橈骨動脈の脈拍低下：中斜角筋、頸椎肋骨の疾患、パンコースト腫瘍、または上肢の神経根障害

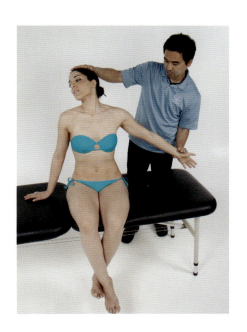

■ ライトテスト
　Wright's Hyperabduction Test

理論的解釈：胸郭出口症候群のテスト

小胸筋による腋窩動脈または腕神経叢の圧迫

（陽性）橈骨動脈の脈拍低下：小胸筋または変形した烏口突起による腋窩動脈の圧迫（痙性または肥大）

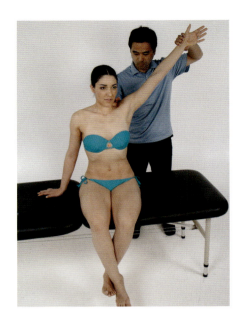

■ ルーステスト
　Roo's Test（EAST – Elevated Arm Stress Test）

理論的解釈：胸郭出口症候群のテスト

（陽性）腋窩動脈の圧迫、手の色の変色、指のしびれ

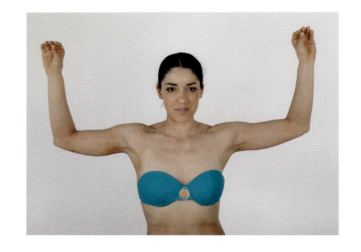

第3章 筋骨格系の症状の診たて

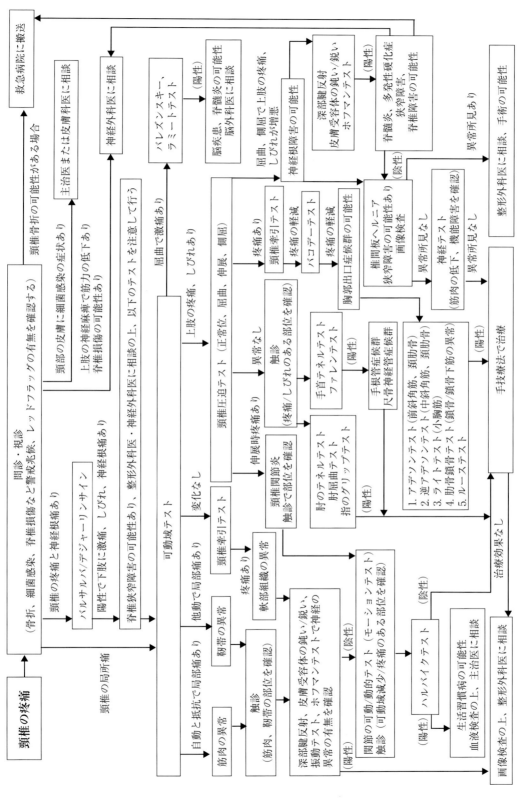

図3.1 肩の疼痛に関連する検査と診断・治療までの手順

胸部分テスト

■胸骨圧迫テスト
Sternal Compression Test

理論的解釈：胸骨を圧迫して胸骨、または肋軟骨、胸肋関節の異常を診る

（陽性）痛み：胸骨骨折、肋軟骨炎

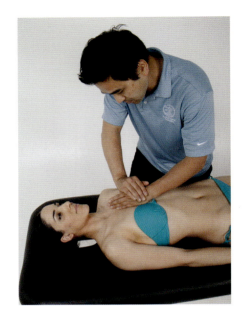

■アダムポジション
Adam's Position

理論的解釈：前屈で脊椎の変化を診る

（陽性）側弯の変化なし：先天性（構造変形：半椎、圧迫骨折）
側弯の軽減：突発性（機能的な原因：骨盤のズレ）

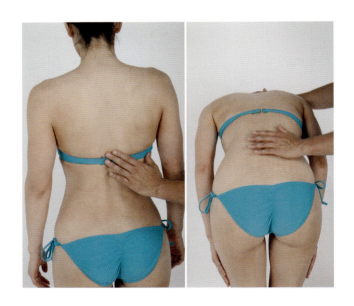

■ビーバー徴候
Beevor's Sign

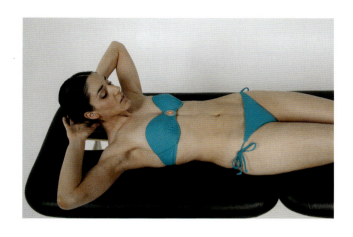

理論的解釈：臍は筋力低下、病変のある方から離れる

（陽性）臍が上方に移動：下部の腹直筋と傍脊柱筋の筋力低下（T10-T12と関連）

（陽性）臍が下方に移動：上部の腹直筋と傍脊柱筋の筋力低下（T7-T10と関連）

■シェペルマンテスト
Schepelman's Test

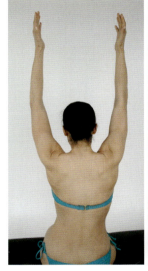 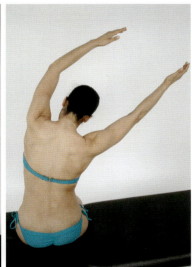

理論的解釈：側屈で肋間神経の圧迫

（陽性）側屈の痛み：肋間神経炎

（陽性）反対側の痛み：胸膜または肋間筋損傷

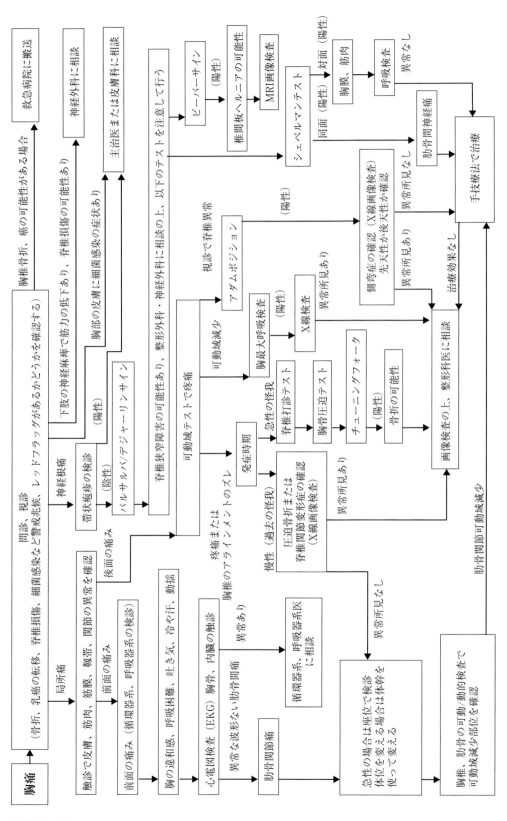

図 3.2 胸痛に関連する検査と診断・治療までの手順

> 腰部分テスト

■ケンプテスト
Kemp's Test

理論的解釈：腰椎椎間関節症テスト
腰椎を斜め後方に倒し、側屈、回旋し椎間関節に圧を加える

（陽性）痛み：腰椎椎間関節症

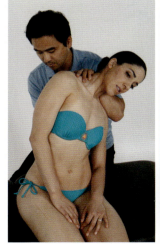
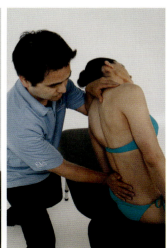

■ベクトルー（座位SLR）
Straight Leg Raise（SLR）Test

理論的解釈：坐骨神経痛のテスト

（陽性）下肢の痛み、またはしびれ：梨状筋症候群、椎間板ヘルニア、腰椎関節の異常

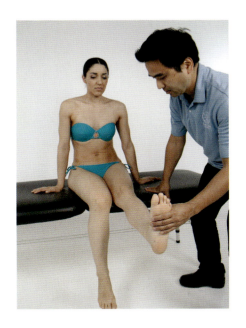

■ ターリンテスト
　Turyn's Test

理論的解釈：坐骨神経痛テスト
足の親指を背屈して痛みが悪化

（陽性）下肢の痛み、またはしびれ：坐骨神経痛

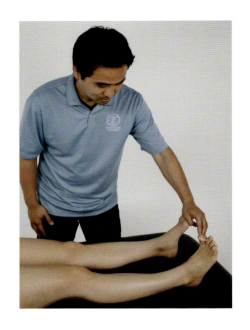

■ ブラガードテスト
　Bragard's Test

理論的解釈：坐骨神経痛テスト
下肢伸展挙上テストの確認テスト。痛みやしびれを軽減し足首を背屈する

（陽性）痛み、しびれ35°：梨状筋症候群

（陽性）痛み、しびれ35〜70°：椎間板ヘルニア

（陽性）痛み、しびれ70〜90°：腰椎の疾患

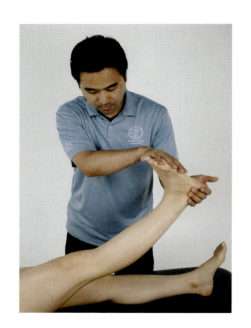

第3章 筋骨格系の症状の診たて

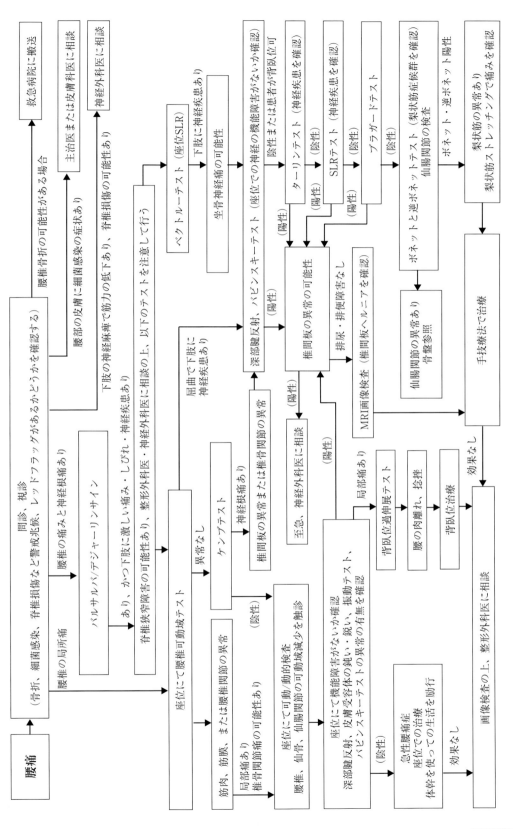

図3.3 腰痛に関連する検査と診断・治療までの手順

骨盤と股関節部分テスト

■ ファベアー（パトリック）テスト
Patrick Test（Hip FABER test）

理論的解釈：股関節のテスト
ファベアー：屈曲、外転、外旋

（陽性）股関節の痛み：股関節の炎症または仙腸関節の異常

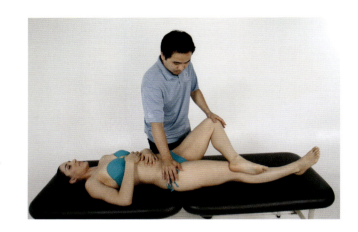

■ ラグエアーテスト
Laguerre's Test（FABER in air）

理論的解釈：股関節のテスト

（陽性）股関節の痛み：股関節炎、変形性関節症

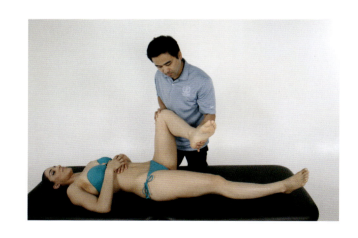

■ トーマステスト
Thomas Test

理論的解釈：股関節の屈曲拘縮のテスト（関節運動を制限する軟部組織のコリ）

（陽性）股関節屈曲：屈筋拘縮、大腿直筋の拘縮、股関節の異常

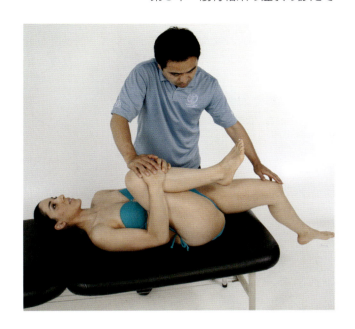

■ ボネットテスト
Bonnet's Test

理論的解釈：梨状筋症候群テスト
内旋、内転で梨状筋をストレッチする

（陽性）痛み、しびれ：梨状筋症候群による坐骨神経痛

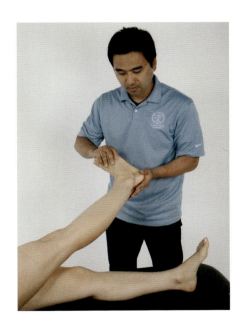

■オーバーテスト
　Ober's Test

理論的解釈：腸脛靱帯拘縮テスト

（陽性）下肢が外転でとどまる：大腿筋膜張筋または腸脛靱帯の拘縮

（陽性）大転子の痛み：転子滑液包炎

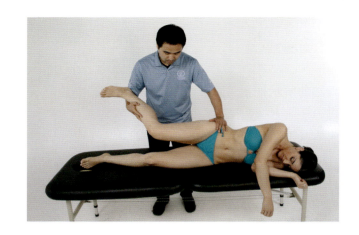

■ペルビックロックテスト
　Pelvic Rock Test

理論的解釈：腸骨圧迫テスト

（陽性）仙腸関節の痛み：仙腸関節の炎症、または腸骨骨折

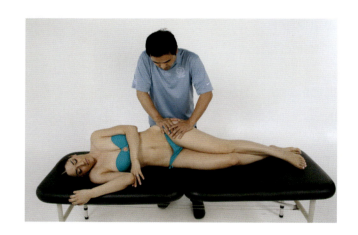

第3章　筋骨格系の症状の診たて

■ヨーマンテスト
Yeoman's Test

理論的解釈：仙腸関節のテスト
可動域を見る

（陽性）仙腸関節の痛み：仙腸関節の炎症、大腰筋拘縮、腸骨大腿靱帯、恥骨大腿靱帯の異常

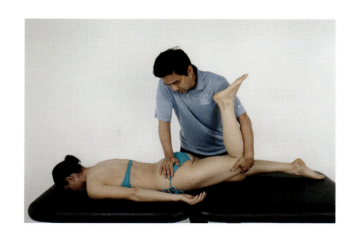

■ヒブステスト
Hibb's Test

理論的解釈：仙腸関節のテスト
可動域を見る

（陽性）仙腸関節の痛み：仙腸関節の炎症、大腰筋拘縮、腸骨大腿靱帯、恥骨大腿靱帯の異常

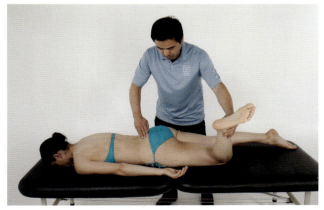

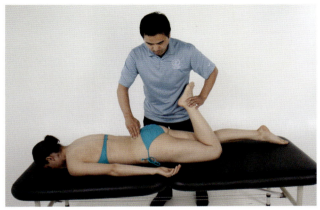

037

■アンビルテスト
Anvil Test

理論的解釈：股関節の大腿骨頭、大腿骨頸の骨折テスト
足首を持ち、もう一方の手をこぶしにして踵を叩く

（陽性）股関節に痛み：大腿骨頭、大腿骨頸の骨折または骨盤の異常

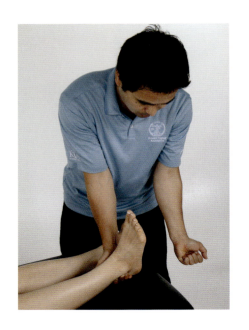

第3章 筋骨格系の症状の診たて

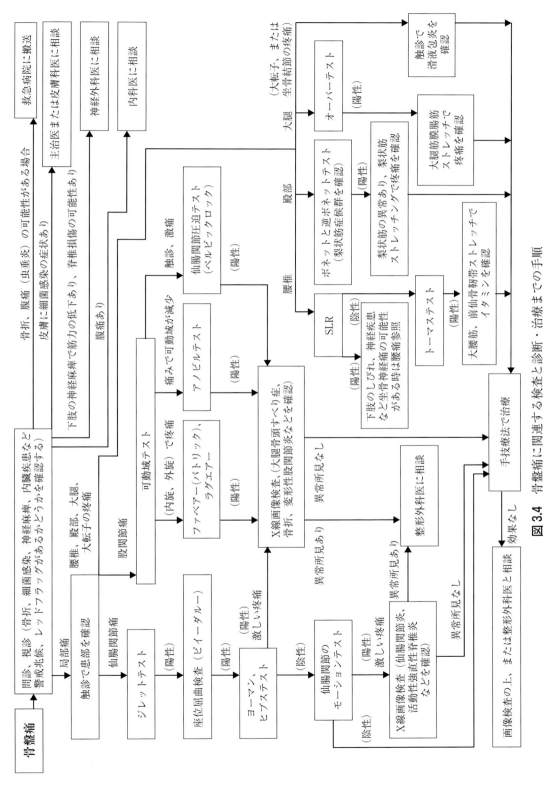

図3.4 骨盤痛に関連する検査と診断・治療までの手順

肩部分テスト

■ プッシュボタン徴候
Subacromial Push-Button Sign

理論的解釈：肩峰下前面、側面、背面を触診

（陽性）痛み：肩峰下滑液包炎

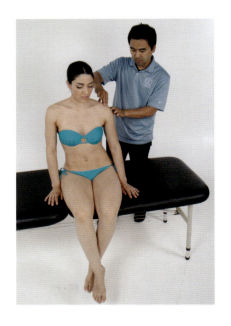

■ ダウバーンテスト
Dawbarn's Test

理論的解釈：腕を外転して肩峰下滑液包の圧を軽減する

（陽性）痛みの減少：肩峰下滑液包炎

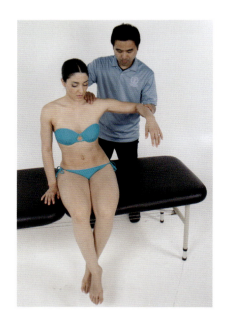

第3章　筋骨格系の症状の診たて

■ ドロップアームテスト
　Drop Arm（Codman's）Test

理論的解釈：腱板断裂（通常は棘上筋）のテスト

（陽性）外転した腕を体側にゆっくり下げることができない：腱板断裂

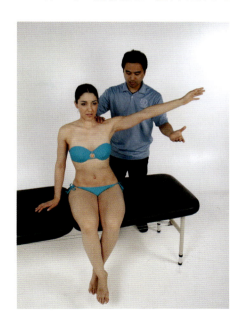

■ エンプティカンテスト
　Empty Can Test

理論的解釈：棘上筋テスト

（陽性）痛み：棘上筋腱炎、棘上筋断裂

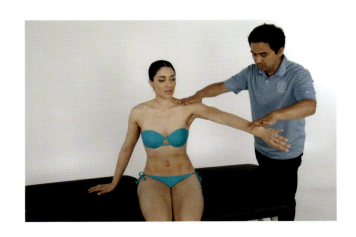

■アプリースクラッチテスト
　Apley's Scratch Test

理論的解釈：自動関節可動域テスト。外転と外旋、そして内転、内旋して回旋腱板に負担をかける

（陽性）痛み、可動域の減少：回旋腱板腱炎、断裂、または四十肩、五十肩

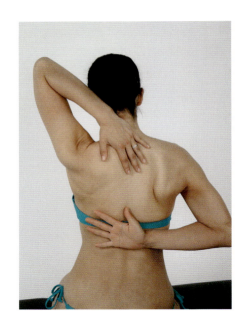

■サルカス徴候
　Sulcus Sign

理論的解釈：肩関節脱臼で肩峰側面と上腕骨の間に溝ができる

（陽性）：肩関節脱臼
グレード　1 ＝ ＜1 cm
グレード　2 ＝ 2 cm
グレード　3 ＝ ＞2 cm

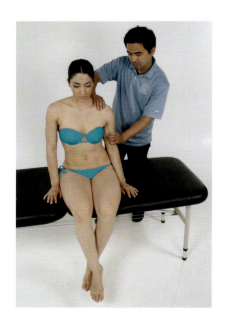

■ ドーガステスト
　Dugas Test

理論的解釈：肩関節脱臼の時は上腕を動かすのが難しい。また肩鎖関節の炎症、脱臼のテスト

（陽性）肩に触れられない程の痛み：肩関節脱臼

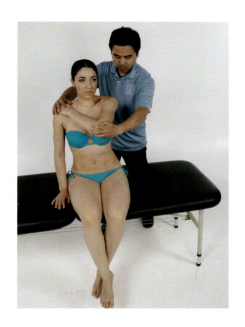

■ スピードテスト
　Speed's Test

理論的解釈：上腕二頭筋の筋肉テスト

（陽性）痛み：上腕二頭筋腱炎

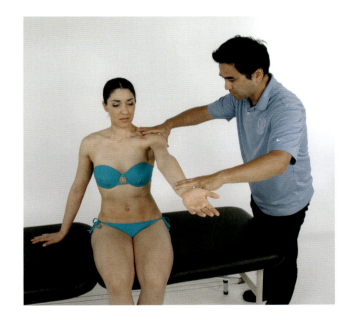

■リップマンテスト
　Lippman's Test

理論的解釈：上腕二頭筋腱長頭の安定性または腱炎のテスト。他動で内旋、外旋し、腱を触診。結節間溝の横靱帯が断裂していると上腕二頭筋腱長頭がズレる

（陽性）：上腕二頭筋腱炎、上腕二頭筋腱長頭のズレ

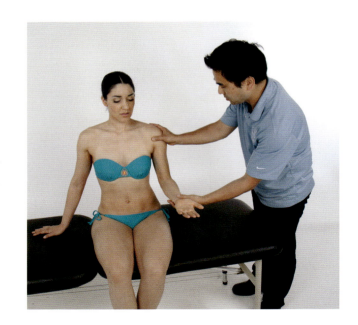

■ニアインピンジメント徴候
　Neer Impingement Sign

理論的解釈：棘上筋腱炎または上腕二頭筋腱炎のテスト
屈曲時に棘上筋または上腕二頭筋が上腕骨大結節と肩峰に挟まれる

（陽性）：棘上筋腱炎、上腕二頭筋腱炎

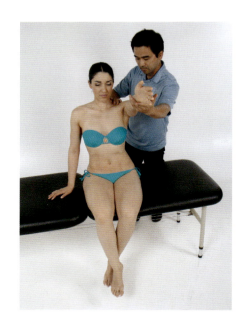

第3章 筋骨格系の症状の診たて

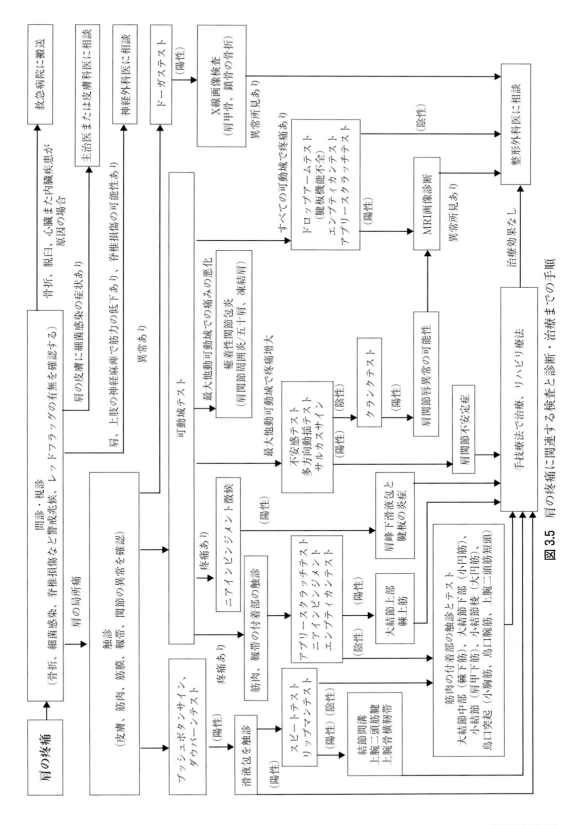

図3.5 肩の疼痛に関連する検査と診断・リハビリ療法・治療までの手順

肘部分テスト

■ コズンテスト
Cozen's Test

理論的解釈：テニス肘のテスト、外側上顆および外顆上稜の痛み。筋肉テスト

（陽性）痛み：外側顆上炎、腕橈骨筋、橈側手根伸筋、短橈側手根伸筋が関連

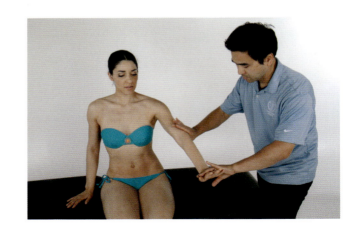

■ ミルズテスト
Mill's Test

理論的解釈：テニス肘のテスト、外側上顆および外顆上稜の痛み
筋付着部をストレッチ

（陽性）痛み：外側顆上炎、腕橈骨筋、橈側手根伸筋、短橈側手根伸筋が関連

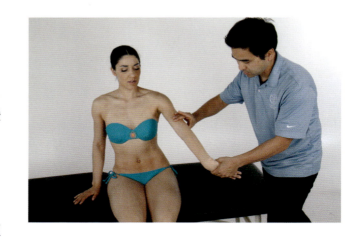

第3章　筋骨格系の症状の診たて

■ゴルフテスト
　Golfer's elbow Test
　（Reverse Cozen's Test）

理論的解釈：ゴルフ肘のテスト、内側上顆および内顆上稜の痛み。筋肉テスト

（陽性）痛み：内側顆上炎、円回内筋、橈側手根屈筋、尺側手根屈筋、長掌筋が関連

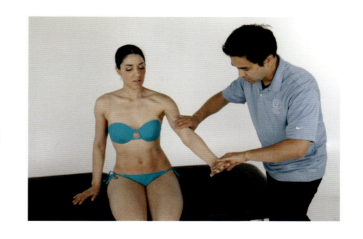

■逆ミルズテスト
　Reverse Mill's Test

理論的解釈：ゴルフ肘のテスト、内側上顆および内顆上稜の痛み
筋付着部をストレッチ

（陽性）：内側顆上炎、円回内筋、橈側手根屈筋、尺側手根屈筋、長掌筋が関連

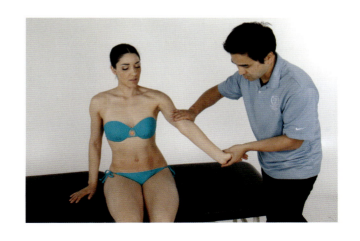

047

■内反ストレステスト
　Adduction（Varus）Stress Test

理論的解釈：外側（橈骨）側副靱帯の痛み、動きを診るテスト

（陽性）：外側側副靱帯不安定

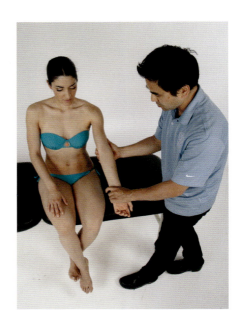

■外反ストレステスト
　Abduction（Valgus）Stress Test

理論的解釈：内側（尺骨）側副靱帯の痛み、動きを診るテスト

（陽性）：内側側副靱帯不安定

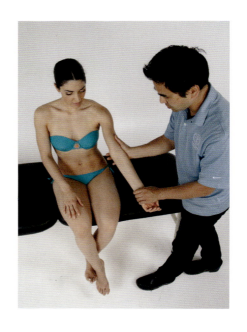

■尺骨神経チネル徴候
Tinel's Elbow Sign

理論的解釈：尺骨神経内の圧痛を誘発

（陽性）痛みまたは第4指、第5指の掌面に沿ったしびれ（チクチク感）：尺骨神経圧縮

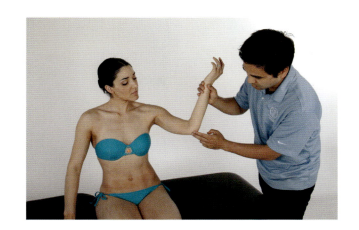

手首部分テスト

■グリップテスト
Grip Test

理論的解釈：握力筋肉テスト

（陽性）筋肉の低下：前骨間神経症候群、正中神経麻痺

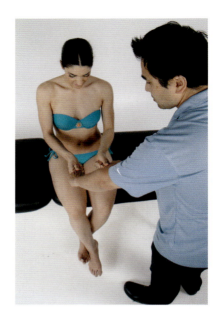

■チネル徴候
Tinel's Wrist Sign

理論的解釈：正中神経麻痺のテスト

（陽性）手のチクチクまたはビリビリ感（第1、第2、第3、および第4指の橈骨側半分）：手根管症候群、月状骨の前方脱臼、屈筋支帯の炎症、指屈筋腱の腱鞘炎

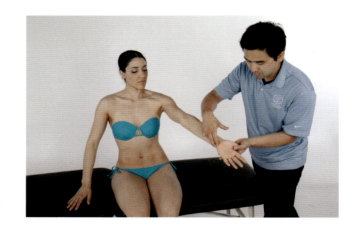

■ファレンテスト
Phalen's Test

理論的解釈：正中神経麻痺のテスト

（陽性）手のチクチク感（第1、第2、第3、および第4指の橈骨側半分）：手根管症候群、月状骨の前方脱臼、屈筋支帯の炎症、指屈筋腱の腱鞘炎

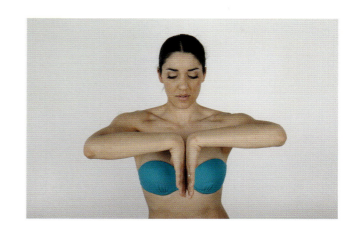

■フェンケルスタインテスト
Finkelstein's Test

理論的解釈：ド・ケルバン病のテスト

（陽性）痛み：長母指外転筋と短母指伸筋腱の狭窄性腱鞘炎（ド・ケルバン病）

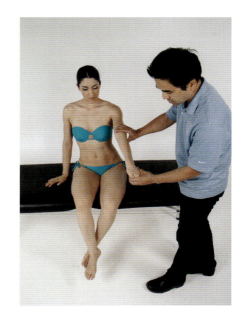

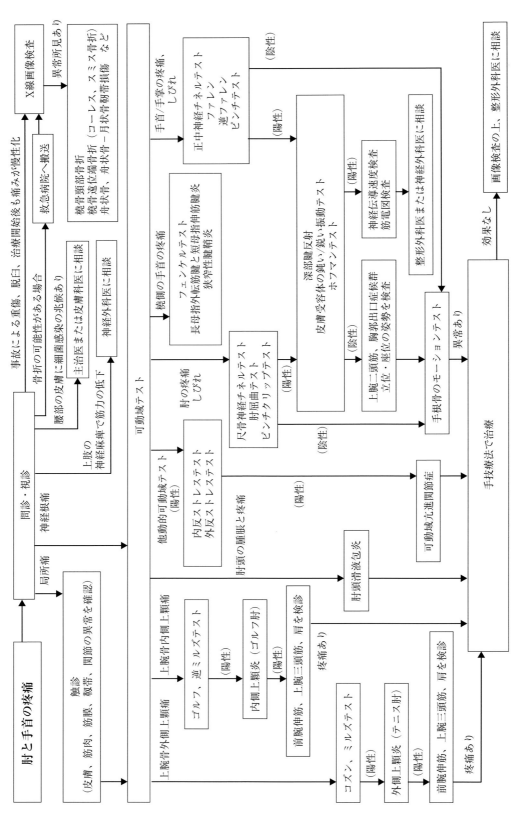

図3.6 肘と手首の疼痛に関連する検査と診断・治療までの手順

膝部分テスト

■内側側副靱帯ストレステスト
Abduction (Valgus) Stress Test

理論的解釈：内側側副靱帯安定性テスト（外反外力）

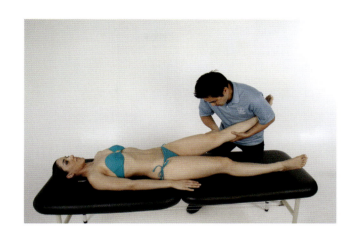

（陽性）膝内側面の痛み、膝関節裂隙の開き：内側側副靱帯損傷、断裂

靱帯の安定性評価尺度
グレード0　　関節裂隙の開きナシ
グレード1+　＜0.5 cm 関節裂隙の開き
グレード2+　0.5〜1 cm 関節裂隙の開き

■外側側副靱帯ストレステスト
Adduction (Varus) Stress Test

理論的解釈：外側側副靱帯安定性テスト（内反外力）

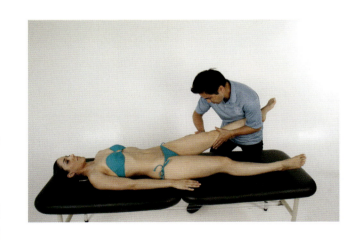

（陽性）膝外側面の痛み、膝関節裂隙の開き：外側側副靱帯損傷、断裂
靱帯の安定性評価尺度上記を参照

■ マクマリーテスト
　McMurray's Test

理論的解釈：半月板安定性のテスト

（陽性）膝関節裂隙触診または関節摩擦音
（クリック音）：半月板の損傷、断裂

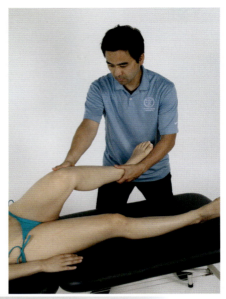

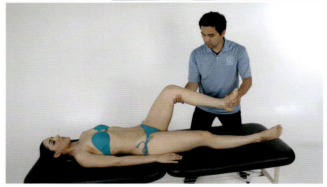

■ アプリー圧迫テスト
　Apley's Compression Test

理論的解釈：半月板安定性のテスト、半月板に圧を与える

（陽性）膝関節裂隙触診または関節摩擦音
（クリック音）：半月板の損傷、断裂

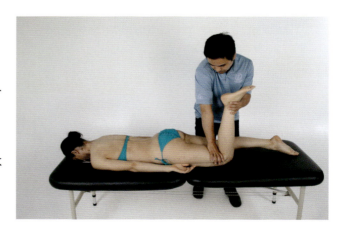

■アプリー牽引テスト
Apley's Distraction Test

理論的解釈：靱帯安定性のテスト

膝のディストラクション（牽引）は、側副靱帯に負担をかける

（陽性）膝側面の痛み、膝関節裂隙の開き：側副靱帯損傷、断裂

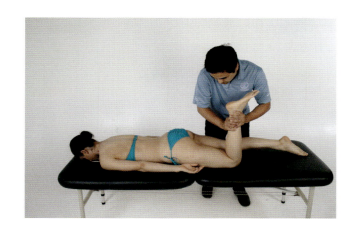

■前方引き出し徴候
Anterior Drawer Sign

理論的解釈：前十字靱帯安定性テスト

（陽性）大腿下で脛骨が前方に動く運動＞6 mm：前十字靱帯の破損、断裂

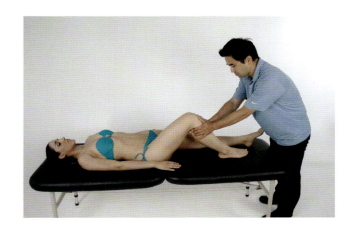

■ 後方引き出し徴候
Posterior Drawer Sign

理論的解釈：後十字靱帯安定性テスト

（陽性）大腿下で脛骨が後方に動く運動＞6 mm：後十字靱帯の破損、断裂

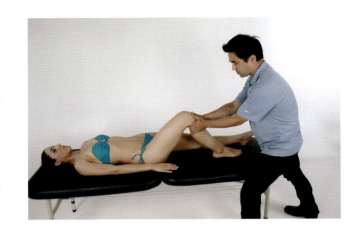

■ ラックマンテスト
Lachman's Test

理論的解釈：前十字靱帯安定性テスト

（陽性）大腿下で脛骨が前方に動く運動＞6 mm：前十字靱帯の破損、断裂（前方引き出しテストよりも信頼性が高い）

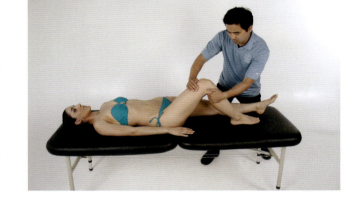

■バロットメントテスト（膝蓋跳動）
Ballotable Patella Test

理論的解釈：膝関節浮腫、浸出テスト

（陽性）押した膝蓋骨が浮腫により元の位置に戻る

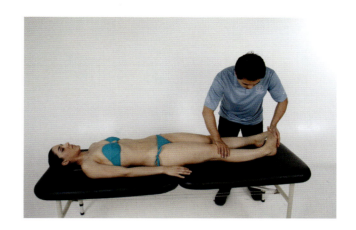

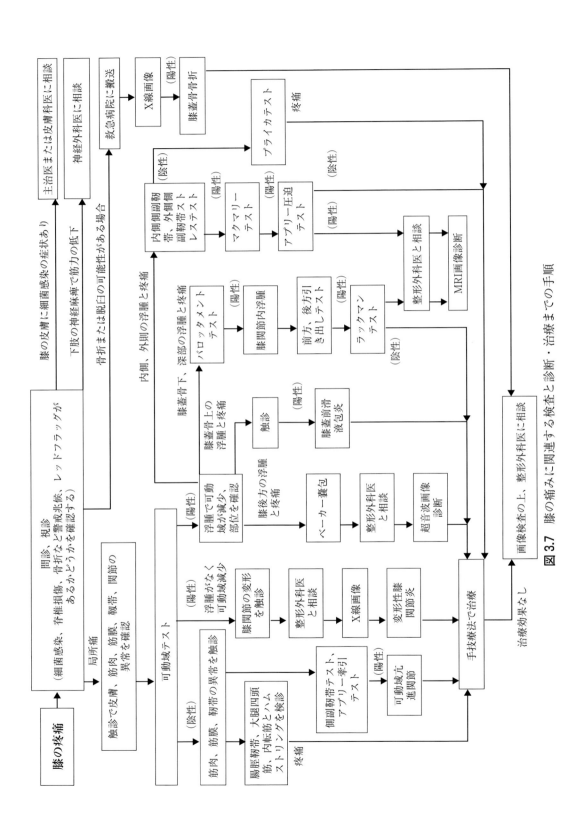

図3.7 膝の痛みに関連する検査と診断・治療までの手順

足首部分テスト

■前方・後方引き出しテスト
Anterior and Posterior Drawer's Foot test

理論的解釈：距骨が果間関節窩から前方に動く：（陽性）間隙＝前距腓靱帯の裂傷、断裂

後方に動く：（陽性）間隙＝後距腓靱帯の裂傷、断裂

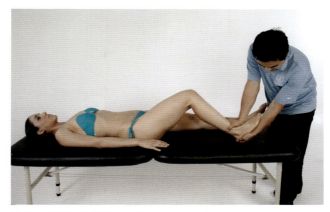

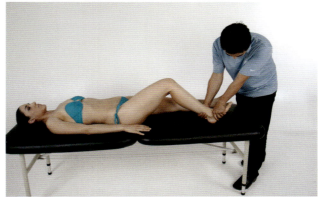

■トンプソンテスト
Thompson's Test
アキレス腱テスト

理論的解釈：（陽性）足関節底屈の欠如：アキレス腱断裂

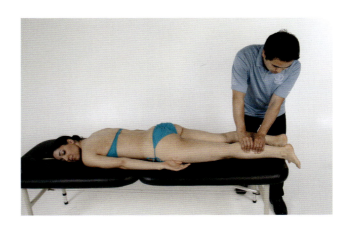

■ ホフマン徴候
Homan's Sign

理論的解釈：深部静脈血栓症のテスト

（陽性）後脚やふくらはぎの痛み：血栓性静脈炎

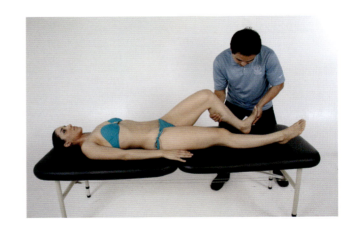

■ バーガーテスト
Buerger's Test

理論的解釈：（陽性）脚を2分以上あげ皮膚が青白化するのを待ち、着席したとき元の色に戻る

（陽性）：下肢動脈の異常

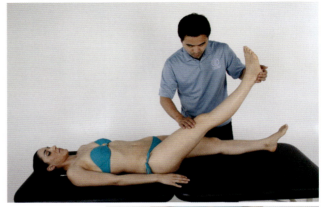

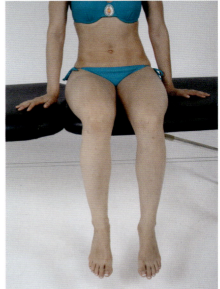

第3章　筋骨格系の症状の診たて

■モートンテスト
Morton's Neuroma Test

理論的解釈：中足骨に側面から圧を加える

（陽性）前足の痛み：中足骨痛症、中足骨間の神経腫

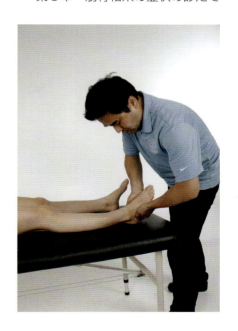

■外がえし、内がえしテスト

理論的解釈：靱帯テスト

（陽性）：痛み、関節可動域の異常。距骨下関節炎、前距腓靱帯、踵骨腓骨靱帯、または三角靱帯断裂、損傷

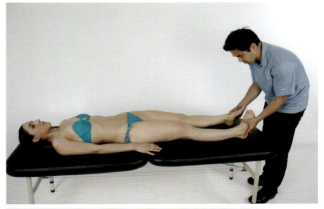

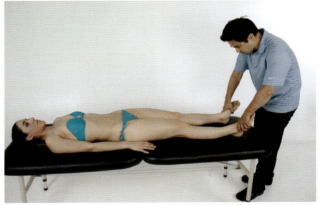

061

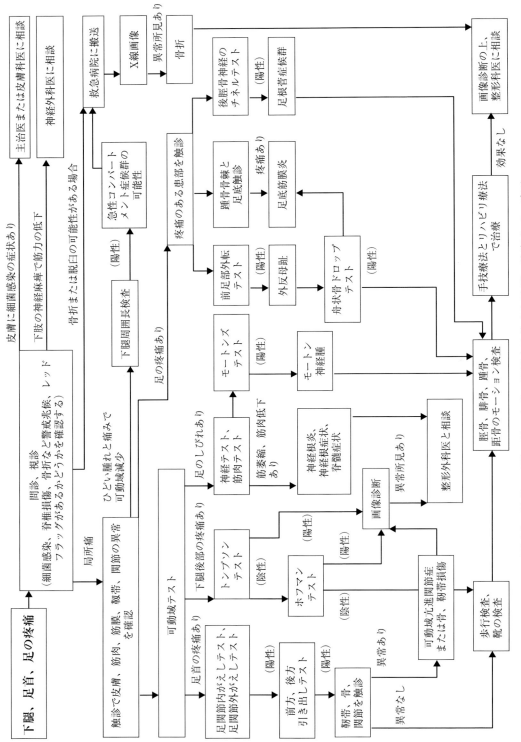

図 3.8 足首、下腿、足の疼痛に関連する検査と診断・治療までの手順

キネシオスクリーニングテスト

　キネシオスクリーニングテストは、問診、視診、触診、可動域テスト、徒手筋肉テスト、整形外科テストを組み合わせたテストである。本章で紹介したすべての整形外科テストをしなくても、厳選されたキネシオスクリーニングテストを行うことにより、適確に診たてをすることができることが特徴である。通常はそれぞれの診たてを行うが、キネシオスクリーニングテストは、体全体または浅部から深部の細胞の関わりを総合して、機能テスト的な動きを通じて診断できる。

　実際には20近くのテストがあるが、本著では体の異常を診たてるのに最も効果的である8つのキネシオスクリーニングテストを紹介する。6つは、最も疾患が多い筋骨格系の部位に対する検査である。ほかの2つは、血液の循環と消化器系または腹部の筋肉の異常のための診たてである。

　キネシオスクリーニングテストで患部を素早く診たて、どの筋肉に関与している異常かを選択し、筋肉テストを加え、キネシオテーピングを施し、再度スクリーニングテストまたは筋肉テストをして、診たてとテーピングの効果を再確認する。

　キネシオスクリーニングテストは、自動と他動で行い、自動のときは筋肉の機能を診たて、他動で筋肉と筋膜の張りを診たてることができる。

各キネシオスクリーニングテストの写真と説明

■ リンダーテスト１

椎骨の捻挫、挫傷、骨折、椎間板病変などと鑑別：異常な動きや可動域制限、放散痛の有無を調べる。

自動　　　　　他動

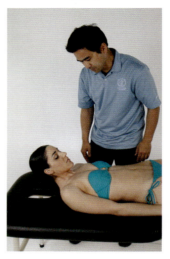 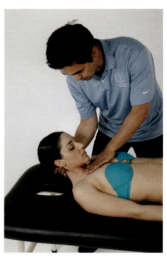

■ 頸椎伸展テスト

頸椎の関節可動域、椎間孔の障害による椎骨動脈の圧迫、神経根障害などを鑑別：可動域制限や放散痛の有無を調べる。

自動　　　　　他動

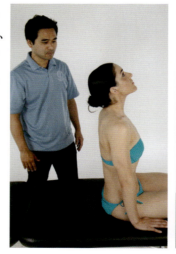 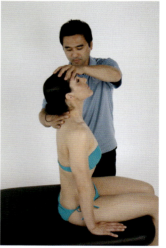

第3章　筋骨格系の症状の診たて

■**血管膨隆**

脈管や心臓の状態を示す胸部圧を診るヒントとなる。

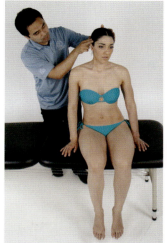 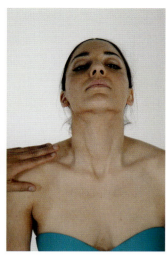

■**ペクトガードルテスト**

過外転症候群の鑑別：大胸筋、小胸筋、上腕二頭筋、大菱形筋の拘縮または筋膜の張りの有無を調べる。

自動　　　　　　他動

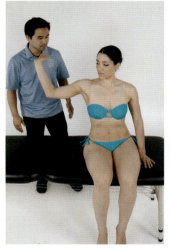 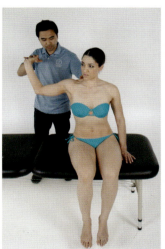

065

■ リンダーテスト2

硬膜外障害や椎間関節の障害、椎間板病変などの鑑別：異常な動きや可動制限、痛みの有無を調べる。

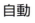 自動 他動

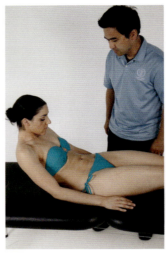 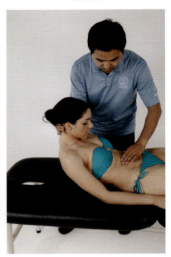

■ 腹圧検査

内臓疾患の鑑別：放散痛や関連痛などをもとに、内臓疾患の有無を調べる。

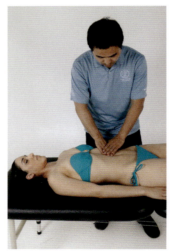 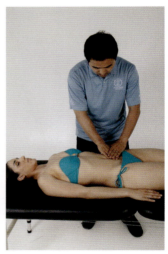

■ヒップローテーションテスト

股関節障害の鑑別：股関節周辺の組織に炎症があるかどうかを調べる。

自動

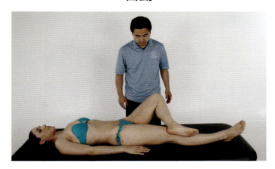

他動

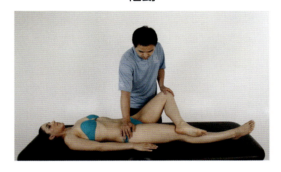

■SLRテスト

硬膜外障害や椎間関節の障害、椎間板病変、坐骨神経痛の鑑別：異常な動きや可動域制限、痛みの有無を調べる。

自動

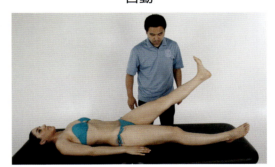

他動

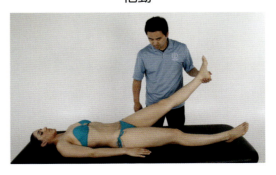

筋肉テスト

　徒手筋肉テストは、筋線維の異常または神経の異常を調べるのに使われる。通常の徒手筋肉テストは、下記の徒手筋肉テスト表に則り6段階で評価する。筋肉テストでわかるのは、あくまで筋肉線維ないし検診をおこなっている筋肉周囲の筋膜、リンパの滞り、または靱帯、関節の異常、神経の異常などである。他には、筋反射テストがある。徒手筋肉テストも筋反射テストも検査をする治療家の主観で判定されるため、検者は気をつけなければいけない。筋反射テストで内臓疾患を判断するのは困難であるが、もし内臓疾患が疑われるのであれば、必ず精査を勧めるべきである。筋反射テストで虫垂炎の疑いなしと診たて、治療家の責任問題が問われた事例もある。

徒手筋肉テスト等級表

	等級	各テスト手技に応じたパーセンテージの等級	筋肉収縮	筋力評価
○	5	100%	正常	'優'よりもさらに大きい抵抗に打ち勝てる
○	4	75%	優	重力に逆らって運動できる。さらに外からの抵抗を加えてもこれに逆らって運動できる
○	3	50%	良	重力に逆らって運動できる
○	2	25%	可	重力を減ずると運動はできるが、重力にさからって動かすことができない
○	1	10%	不可	筋の緊張は触知できるが、運動することはできない
○	0	0%	ゼロ	筋の収縮が全く触知できない

手技組織移動テスト（Manual Tissue Direction）

　手技組織移動テストとは、軟部組織をマイクロレベルで観察、触診することが診たてと治療にとって必要不可欠と考えた加瀬建造DCの教えをもとに髙倉昌宏DCによって考案された。

　手技組織移動テストは、軟部組織の動きをみながら、痛みの出現、可動域の変化、筋肉テストの強弱を診ていく。

　まず重要なのは、皮膚と皮下組織のどの組織に異常があるかを確認することである。

手技組織移動テストで触診し、動かすのは表皮、真皮、筋膜、筋肉である。体の部位によって異なるが、触診時に加える圧は、表皮：3〜10 g、真皮：10〜30 g、筋膜：30〜100 g、筋肉：80〜400 g、骨：200 g である。

　異常のある細胞を確認したら圧を加えながら、優しく緩やかに異常部の細胞を動かす。

　痛みのある場合は、多方向に動かし、痛みが軽減する方向を確認する。

　可動域が減少している場合は、可動域が改善される方向を確認する。

　筋肉テストが弱い場合は、筋肉テストが改善される方向を確認する。

　ショートレバー（短）やロングレバー（長）によっても、手技組織移動テストは確認することができる。たとえば、頸の痛みがあるときに指の筋膜を手技組織移動テストすることによって、痛みを軽減することができる。

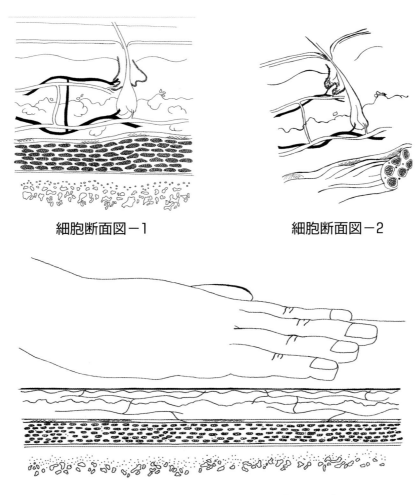

細胞断面図−1　　　　　細胞断面図−2

細胞断面図と皮膚に当てた手

第4章
手技キネシオテーピング法
（基本編）

手技療法キネシオテーピングでは、神経筋膜軟部硬部組織回路網（Neuromyofascial-soft-hard tissue network）に則って施術することが重要である。つまり、皮膚、筋膜、筋肉、腱、靱帯、骨、関節、神経の関連性を把握していなければならない。脊椎の一部から上の回路網に従って、体全体を診て治療することを勧める。体には様々な回路網があるため、すべての回路網を一度に治療すると治療過多（治療のし過ぎ）になる危険性があるため、注意が必要である。治療過多により、患者の治りが遅延することもあるからである。

治療過多とは？

　治療が体に及ぼす影響を考えてみよう。治療が適度であれば患者の症状は改善される。しかし治療をやり過ぎれば、自然治癒力を低下させてしまう。ときには、治療を故意に過多にし、自然治癒力を刺激する場合がある。一次的に症状が悪化するがその後、軽快することもある（好転反応）。治療のどこまでが必要で、どこからが過多なのか判断するのは難しい。したがって、刺激の強い治療から始めるのではなく、体に優しい治療から始めると良い。体にかかる負担を最小限に自然治癒力を促進させる治療法して、治療過多による副作用を避ける必要がある。

　キネシオテーピングまたは手技療法の治療過多を防ぐため、キネシオテープを貼る前後に、手技組織移動テストまたは筋肉テストを行う。治療過多の判断に加え、キネシオテーピングまたは手技療法の効果を確認することもできる。

手技キネシオテーピング法──脊椎の痛み

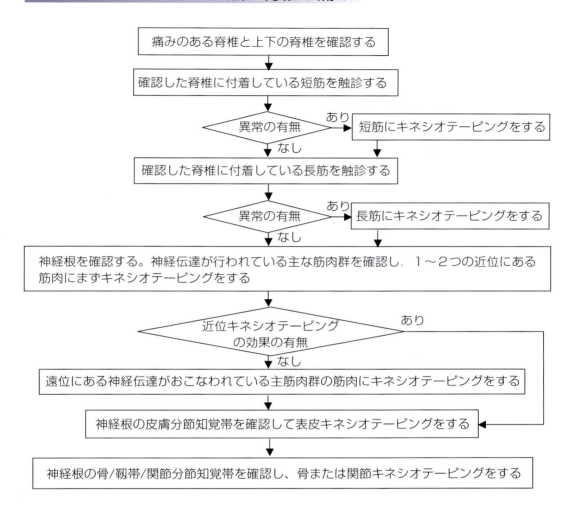

脊椎以外の部位の痛みの場合

関節の痛みの場合

　骨／靱帯／関節分節知覚帯から神経根へという順序でキネシオテーピングをする。

　上の脊椎の痛みの順序で痛みの細胞組織から脊椎と骨／靱帯／関節のキネシオテーピングをする。

　脊椎が体全体に及ぼす影響を考えることが重要である。治療の順序としては

1．まずキネシオ脊椎テーピングをする。
2．神経根と筋肉の関係に従って、キネシオ筋肉テーピングをする。
3．神経の過剰反応を抑制するキネシオ表皮、神経テーピングをする。
4．骨、靱帯、関節と神経の関係に従って、キネシオ骨、靱帯、関節テーピングをする。

第4章　手技キネシオテーピング法（基本編）

キネシオ脊椎テーピング

脊椎連動テーピング

■頸椎連動テーピング

幅2.5 cm　下から
第1胸椎から第7頸椎にかけて

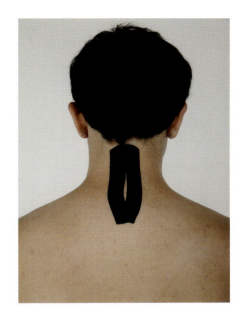

■胸椎連動テーピング

幅2.5 cm　前屈して下から
第12胸椎から第1または第2胸椎にかけて

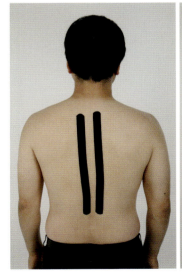
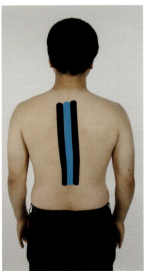

■ 腰椎連動テーピング

幅 2.5 cm　前屈して下から
仙骨から第 1 腰椎にかけて

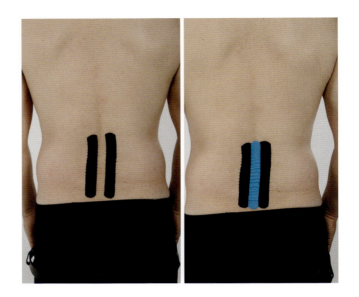

各脊椎の短筋テーピング

■棘間筋テーピング

幅1.25 cm、長さ5 cm　下から
第8胸椎と第9胸椎の間

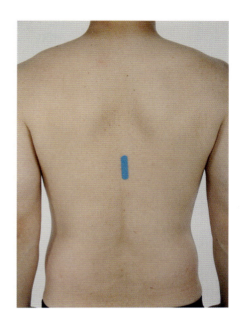

■横突起間筋テーピング

幅1.25 cm、長さ5 cm　下から
第8胸椎と第9胸椎の間
体を、テープを貼る反対側へ側屈させる

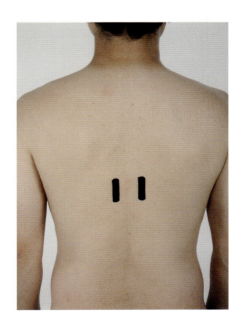

■ 回旋筋テーピング

幅1.25cm、長さ5cm　下から
身体をテープを貼る反対側へ回旋させる

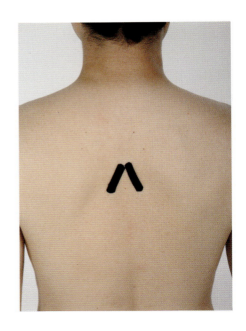

■ 肋骨挙筋テーピング

幅1.25cm、長さ5cm
上から斜め下に、凹突起から
1つか2つ下の肋骨にかけて

幅2.5cm、長さ5cm
上から斜め下に、凹突起から
1つか2つ下の肋骨にかけて

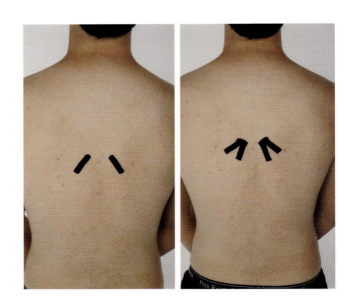

■頸多裂筋テーピング

幅2.5 cm、長さ15 cm　Y字
下から上に　第7頸椎から第1頸椎にかけて

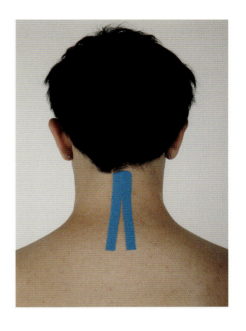

熊手テープ

幅2.5 cm、長さ15 cm
上から下　第3頸椎から第7頸椎にかけて

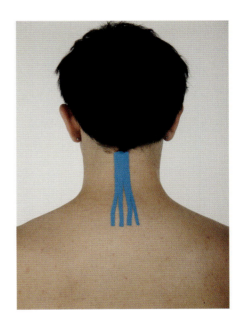

幅2.5 cm、長さ15 cm　Y字
下から上　第3頸椎から第7頸椎（青）にかけて
下から上　第5頸椎または第6頸椎から（黒）

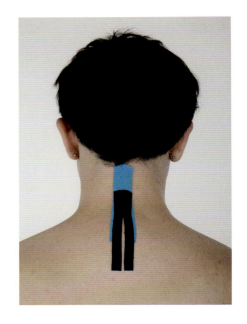

熊手テープ

幅2.5 cm、長さ15 cm
上から下　第3頸椎から第7頸椎（青）にかけて
上から下　第5頸椎または第6頸椎から（黒）

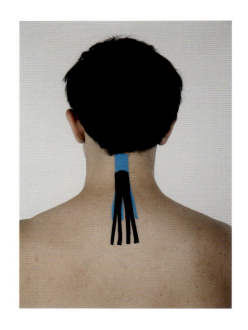

■胸多裂筋テーピング

幅 2.5 cm、長さ 25 cm
下から上へ　第 8 胸椎から第 1 胸椎まで
下から上へ　第 12 胸椎から第 4 胸椎まで

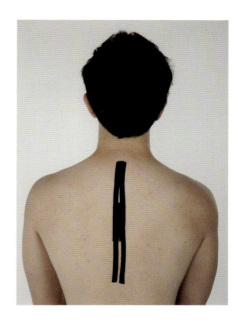

幅 2.5 cm、長さ 25 cm
上から下へ　第 1 胸椎から第 12 胸椎まで

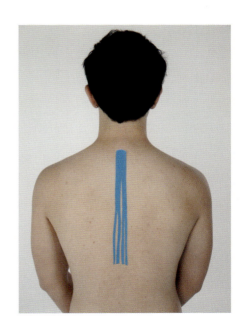

■ 腰多裂筋テーピング

幅 2.5 cm、長さ 20 cm
下から上へ　仙骨から第 1 腰椎

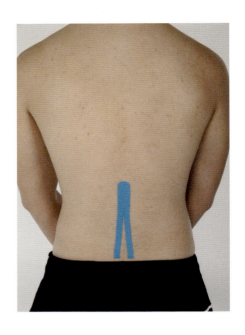

幅 2.5 cm、長さ 20 cm　（黒）
上から下へ　第 1 腰椎から第 5 腰椎

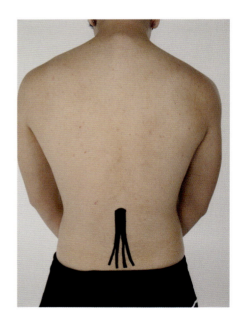

■多裂筋連動テーピング

幅 2.5 cm、長さ 20 cm
上から下または下から上へ
第 1 頸椎 から 第 2 胸椎にかけて（赤）
第 1 胸椎 から 第 5 胸椎にかけて（黒）
第 3 胸椎 から 第 8 胸椎にかけて（青）
第 8 胸椎 から 第 12 胸椎にかけて（黒）
第 12 胸椎 から 仙骨にかけて（赤）

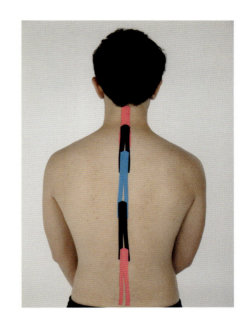

各脊椎の長筋テーピング

■頭板状筋テーピング

幅5 cm、長さ15 cm
下から上へ　第1胸椎から

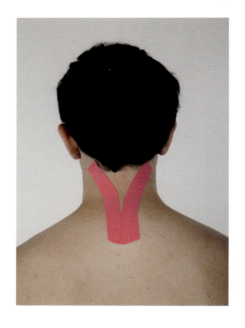

■頸板状筋テーピング

幅5 cm、長さ15 cm
下から上へ　第3〜4胸椎から

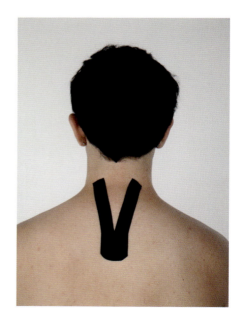

■頸棘筋と頸半棘筋テーピング

幅5cm、長さ15cm　スリットカット
下から上へ　第1、2胸椎から頸椎にかけて

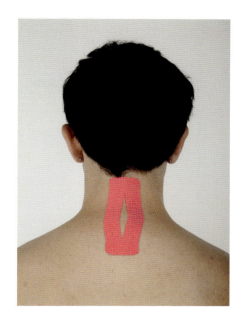

幅5cm、長さ15cm　スリットカット
上から下へ　頸椎から第1、2胸椎にかけて
上から下へ　第7頸椎から第2～3胸椎にかけて

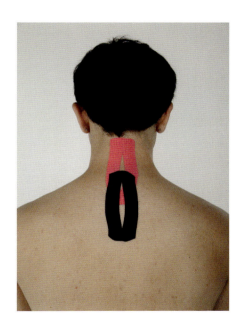

■ 胸棘筋と胸半棘筋テーピング

幅5cm、長さ40cm
上から下へ　第1胸椎から第12まで胸椎まで

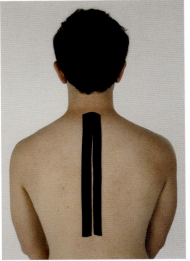

幅5cm、長さ40cm
下から上へ　第12胸椎から第1胸椎まで

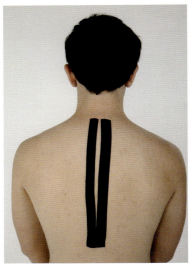

幅5cm、長さ35cm　スリットカット
下から上へ　第12胸椎から第1胸椎まで

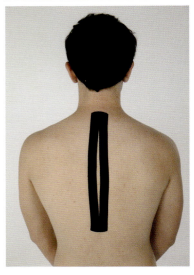

第4章　手技キネシオテーピング法（基本編）

■ 棘筋テーピング

幅5 cm、長さ65 cm
下から上へ　仙骨から第1頸椎にかけて

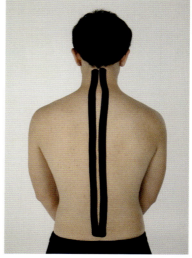

幅5 cm、長さ65 cm
上から下へ　第1頸椎から仙骨にかけて

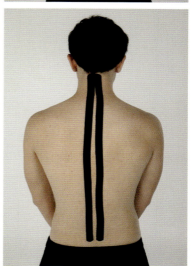

幅5 cm、長さ65 cm　スリットカット
上から下へ　第1頸椎から仙骨にかけて

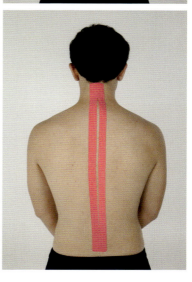

■ 最長筋テーピング

幅 5 cm、長さ 65 cm
下から上へ　仙骨から第 2 頸椎にかけて

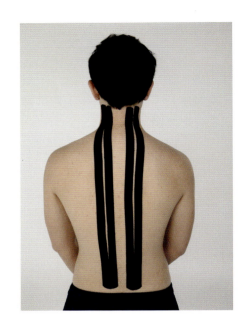

■ 肋間筋テーピング

幅 5 cm、長さ 55 cm
下から上へ　仙腸関節から肩上骨にかけて

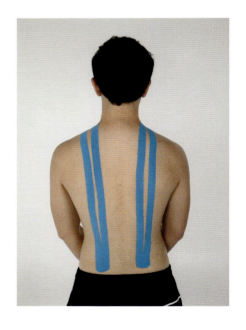

幅5cm、長さ50cm
下から上へ　仙骨から肩甲骨上角内側にかけて

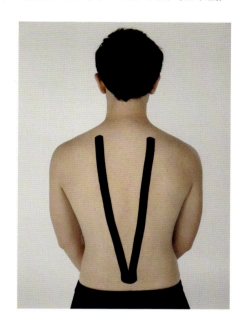

■起立筋連動テーピング

下から上へ　仙骨から肩甲骨上角内側にかけて（黒）
幅5cm、長さ50cm

下から上へ　仙腸関節から肩甲骨にかけて（青）
幅5cm、長さ55cm

上から下へ　第1頸椎から仙骨にかけて（赤）
幅5cm、長さ65cm

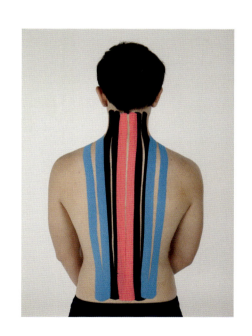

キネシオ筋肉テーピング

　症状の原因関連部位の脊椎神経が支配する筋肉のテーピングをする。下の表を見てキネシオ筋肉テーピングをすると良い。

神経名	脊髄レベル	支配を受ける筋肉
後頭下神経	C1	大後頭直筋、小後頭直筋、上頭斜筋、下頭斜筋
横隔神経	C4（C3-C5）	横隔膜

肩甲背神経	C5	肩甲挙筋、大菱形筋、小菱形筋
長胸神経	C5-C7	前鋸筋
肩甲上神経	C5, C6	棘上筋、棘下筋
外側胸筋神経	C5-C7	大胸筋（鎖骨部）
内側胸筋神経	C8-T1	大胸筋（胸骨部）、小胸筋
上肩甲下神経	C5, C6	肩甲下筋の上部
中肩甲下神経（胸背神経）	C5, C6	広背筋
下肩甲下神経	C5, C6	肩甲下筋の下部、大円筋
筋皮神経	C5-C7	上腕二頭筋、上腕筋、烏口腕筋
腋窩神経	C5-C7	小円筋、三角筋
正中神経	C5-T1	橈側手根屈筋、円回内筋、長掌筋、浅指屈筋
前骨間神経	C5-T1	長母指屈筋、深指屈筋2・3指、方形回内筋、短母指外転筋、短母指対立筋、虫様筋
橈骨神経	C5-C8	
浅枝	C5-C8	上腕三頭筋、肘筋、腕橈骨筋、長橈側手根伸筋
深枝	C5-C8	回外筋、長母指外転筋、短母指伸筋、長母指伸筋、指伸筋、示指伸筋、尺側手根伸筋、小指伸筋、短橈側手根伸筋
尺骨神経	C8-T1	短母指屈筋（深頭）、母指内転筋、掌側・背側骨間筋、短掌筋、尺側手根屈筋、虫様筋（3・4指）、深指屈筋（4・5指）、短小指屈筋、小指対立筋、小指外転筋

第4章　手技キネシオテーピング法（基本編）

肋間神経（上群）	T1-T6	肋下筋、内肋間筋、外肋間筋、最内肋間筋、肋骨挙筋、胸横筋、上後鋸筋
肋間神経（下群）	T7-T12	内肋間筋、外肋間筋、最内肋間筋、下後鋸筋、外・内腹斜筋、腹直筋
腰神経叢の枝	T12, L1-5	腰方形筋、大・小腰筋
腸骨下腹神経	L1（T12）	腹横筋、内腹斜筋
腸骨鼡径神経	L1	腹横筋、内腹斜筋
陰部大腿皮神経	L1-L2	精巣挙筋
閉鎖神経前枝	L2-L4	長・短内転筋、薄筋
閉鎖神経後枝	L2-L4	大内転筋、外閉鎖筋
大腿神経	L2-L4	腸骨筋、恥骨筋、縫工筋、大腿四頭筋
仙骨神経叢の枝	L5-S2	大腿方形筋、上・下双子筋　内閉鎖筋、梨状筋
上殿神経上枝	L4-S1	小殿筋
上殿神経下枝	L4-S1	中殿筋、大腿筋膜張筋
下殿神経	L5-S2	大殿筋
仙骨神経叢の枝	L5-S2	大内転筋、外旋六筋
坐骨神経	L4-S3	大内転筋、半腱様筋、半膜様筋、大腿二頭筋（長頭）
総腓骨神経	L4-S3	大腿二頭筋（短頭）
深腓骨神経	L4-S3	前脛骨筋、長母趾伸筋、短母趾伸筋、長趾伸筋、短趾伸筋、第三腓骨筋
浅腓骨神経	L4-S3	長腓骨筋、短腓骨筋
脛骨神経	L4-S3	踵部皮膚、膝窩筋、腓腹筋、ヒラメ筋、足底筋　後脛骨筋、長趾屈筋、長母趾屈筋
外側足底神経	S2-S3	足底方形筋、小趾外転筋、虫様筋（2・3・4趾）　母趾内転筋、背側・底側骨間筋、短小趾屈筋
内側足底神経	L5-S1	虫様筋（1趾）、短趾屈筋、短母趾屈筋、母趾外転筋
尾骨神経叢の枝	S4-Co2	肛門挙筋、尾骨筋、外肛門括約筋
陰部神経	S2-S4	浅会陰横筋、深会陰横筋、球海綿体筋、坐骨海綿体筋、尿道括約筋

キネシオ表皮テーピング

　キネシオ表皮テーピングは 5 cm 幅のキネシオテーピングを 8 つに切って（0.63 cm 幅）最小限のテンションで表皮に手と足の指先から皮膚分節知覚帯または筋肉に沿ってではなくキネシオマイオファシャ（筋肉筋膜）に沿って貼る。

　キネシオ表皮テーピングは副交感神経のバランスをとる。

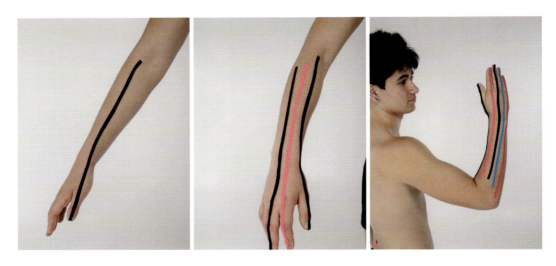

幅 0.63 cm、長さ 40 cm　手の指先から肘に向けて（最小テンション）

幅 0.63 cm、長さ 40 cm
足の指先から肘に向けて　（最小テンション）

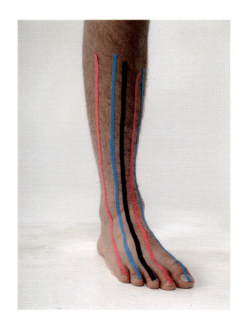

熊手テープ

幅5cm、8つの熊手、長さ35cm
遠位から近位　三角筋の遠位から肩甲骨を通って頸椎または胸椎に向けて

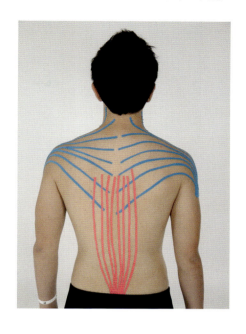

熊手テープ

幅5cm、8つの熊手、長さ50cm
遠位から近位　仙骨から腰椎、胸椎に向けて

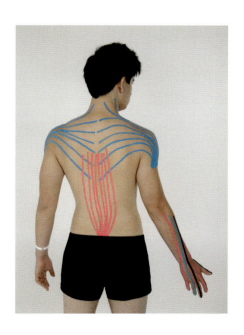

熊手テープ

幅5 cm、8つの熊手、長さ50 cm
遠位から近位　胸骨からウエストに向けて

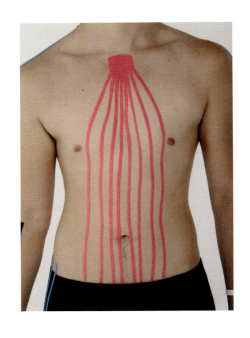

熊手テープ

幅5 cm、8つの熊手、長さ50 cm
遠位から近位　大腿の外側から股関節に向けて

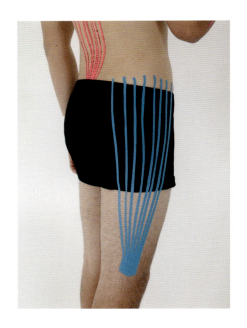

キネシオ神経テーピング

キネシオ神経テーピングは、皮膚分節知覚帯に沿って貼るか神経に直接貼る。皮膚分節知覚帯に沿って貼る場合は、下図を参照すると良い。

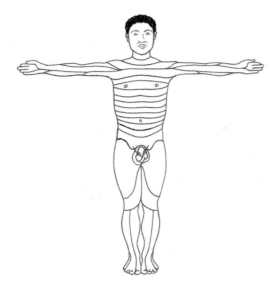

皮膚分節知覚帯（正面）

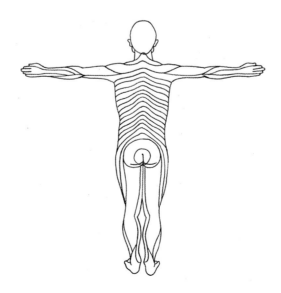

皮膚分節知覚帯（背面）

皮膚分節知覚帯のテーピング

C4：
熊手
幅2.5 cm、4つの熊手テープ、長さ15 cm、後方から前方に向けて

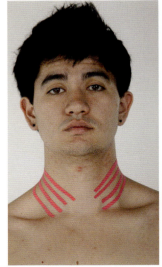
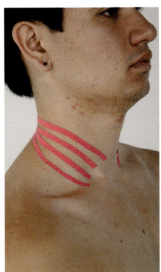

C5：
幅1.25 cm、長さ80 cm
親指先から腕頭骨部、肩前面から鎖骨中央にかけて　下から上へ

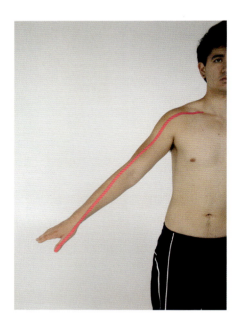

このテーピングは、尺骨神経に直接貼る場合も可。
幅 1.25 cm、長さ 80 cm

C7：

C8、T1：

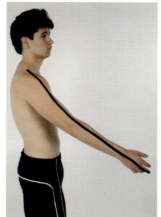
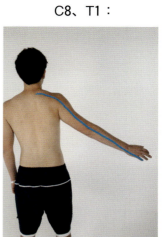

L4：
足の親指内側から腰椎にかけて

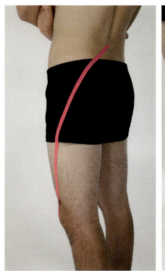
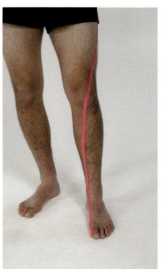

L5：
足の第1、第2中足骨の間から腰椎にかけて

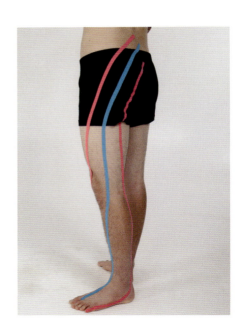

S1：
足の小指外側から腰椎にかけて

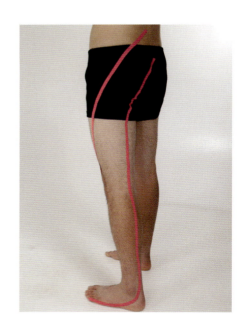

キネシオ骨・靱帯・関節テーピング

　骨折、靱帯損傷、関節炎、深層筋のダメージなど、体の深層部で炎症や異常が起こることがある。これらの場合には、直接、骨、靱帯、関節にテーピングを行う。
　下の骨の神経支配図に従い、症状と関連の脊椎／神経根と骨または関節のテーピングを行う。

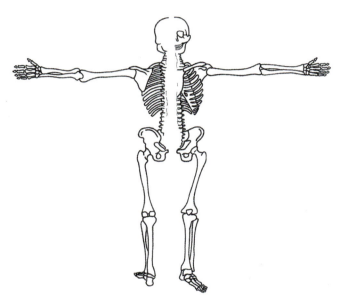

骨の神経支配図

骨の部位	神経
鎖骨	C4
肩甲骨	C5
上腕骨、指骨（1）	C6
橈骨、尺骨近位、指骨（2、3）	C7
上腕骨遠位後面、尺骨遠位、指骨（4、5）	C8
仙骨、尾骨、腸骨	L2
大腿骨前面、恥骨	L3
坐骨、小転子	L4
大腿骨後面、大転子、脛骨、腓骨近位、指骨（1、2、3）	L5
腓骨遠位	S1
腓骨遠位、趾骨（4、5）	S2

■ 環椎テーピング

幅2.5 cm、長さ3.5 cm（赤＆青）
前頭筋
幅3 cm、長さ7 cm（青）

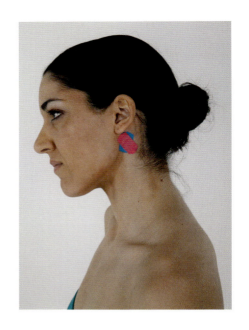

■ 脊椎棘突起の症状に対するテーピング

第6胸椎
幅5 cm、長さ10 cm（青＆赤　Xの穴あき2本）

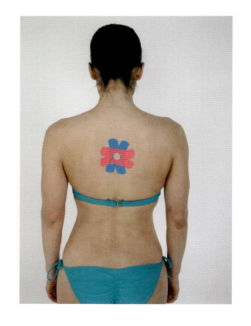

第4章 手技キネシオテーピング法（基本編）

■脊椎圧迫骨折のためのテーピング

腹筋のファシリテーション
幅5cm、長さ15cm（赤2本）
狭間　斜めにXに貼る（黒）。
圧迫骨折下部を中心に体の回転を考慮しつつ

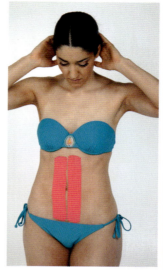
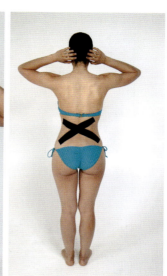

■肋骨テーピング

肋椎関節3、4　幅5cm、長さ20cm（青Y字）
第4胸椎から肩甲骨　幅5cm、長さ15cm（赤　Y字）

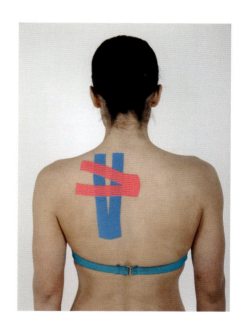

101

■ 仙腸関節テーピング

仙腸関節　靭帯コレクション
幅5 cm、長さ15 cm（赤）

仙腸関節　メカニカルコレクション
幅5 cm、長さ15 cm（黒）

梨状筋　インヒビション
幅5 cm、長さ20 cm（赤　Y字）

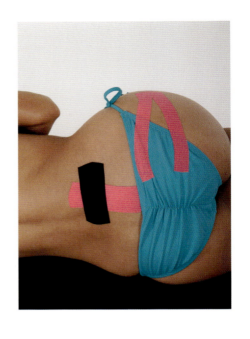

大腰筋　ファシリテーション
幅5 cm、長さ20 cm

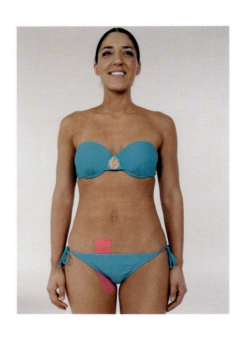

第4章　手技キネシオテーピング法（基本編）

■肩関節テーピング

機械的メカニカルコレクション
幅5 cm、長さ25 cm
烏口突起から大結節を通って、肩甲骨まで

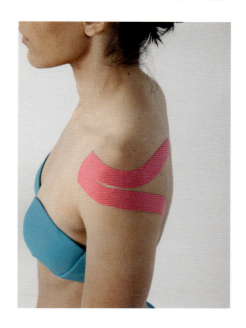

■肩甲骨テーピング

肩甲骨の機械的メカニカルコレクション
幅5 cm、長さ20 cm（青）肩甲骨内側部
幅5 cm、長さ20 cm（黒）肩甲骨外側部
幅5 cm、長さ15 cm（赤）肩甲骨上部

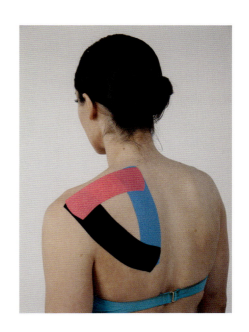

■ 鎖骨

鎖骨
幅 2.5 cm、長さ 15 cm（黒）

鎖骨胸骨の靭帯
幅 2.5 cm、長さ 7 cm（赤）

胸鎖関節
鎖骨下筋ファシリテーション
幅 2.5 cm、長さ 15 cm（黒）

または鎖骨下筋インヒビション
幅 2.5 cm、長さ 15 cm（黒）

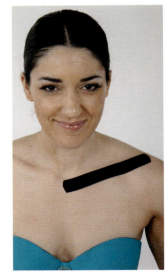 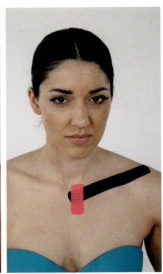

■ 上腕骨骨折テーピング

上腕骨外側
幅 5 cm、長さ 30 cm（青）

上腕骨内側
幅 5 cm、長さ 25 cm（赤）

加圧テープ
上：幅 5 cm、長さ 30 cm（黒 加圧スリット）
下：幅 5 cm、長さ 30 cm（黒 加圧）
※加圧テープはパフォーマンスのサポートにも良い。

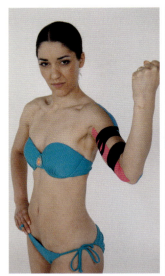 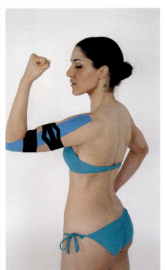

第4章　手技キネシオテーピング法（基本編）

■尺骨テーピング

幅 2.5 cm、長さ 25 cm

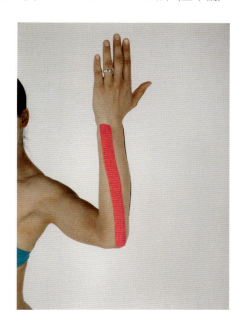

■橈骨テーピング

幅 2.5 cm、長さ 20 cm

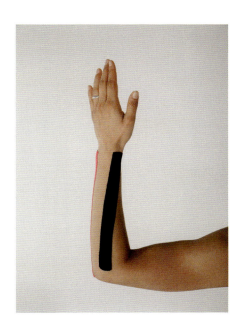

■橈骨、尺骨骨間膜テーピング

幅5cm、長さ15cm（青）

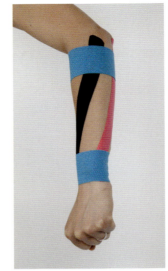
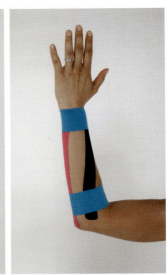

■手首テーピング

靱帯テープ
浅指屈筋インヒビション
幅5cm、長さ35cm（青　熊手X字）

メカニカルコレクション
幅5cm、長さ15cm（赤）

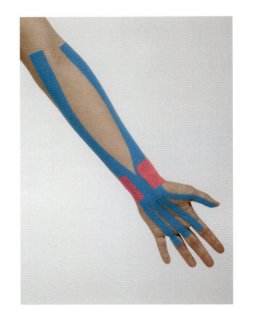

■股関節テーピング

梨状筋　インヒビション
幅5 cm、長さ20 cm（赤　Y字）

大腰筋　ファシリテーション
幅5 cm、長さ20 cm（赤）

中殿筋　インヒビション
幅5 cm、長さ25 cm（青Y字）

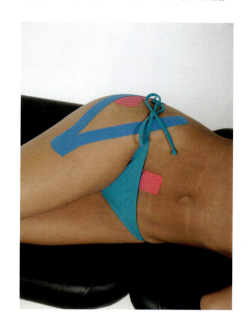

■大腿骨骨折テーピング

大腿筋膜張筋
幅5 cm、長さ55 cm（青）

内転筋
幅5 cm、長さ40 cm（赤）

大腿加圧テーピング
上：幅5 cm、長さ55 cm（黒　加圧スリット）
下：幅5 cm、長さ50 cm（黒　加圧I字）
※加圧テープはパフォーマンスのサポートにも良い。

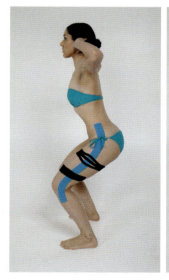
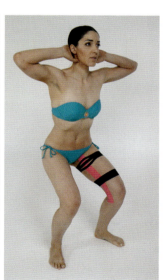

■膝テーピング

前十字靱帯メカニカルコレクション
幅 5 cm、長さ 25 cm（赤）

膝窩筋ファシリテーション
幅 5 cm、長さ 20 cm（青）

足底筋
幅 2.5 cm、長さ 45 cm（黒）

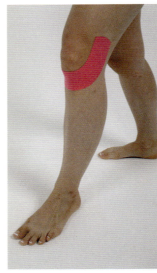
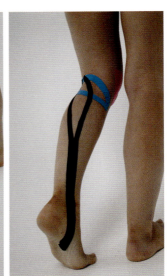

■脛骨テーピング

脛骨内側
幅 3.75 cm、長さ 35 cm

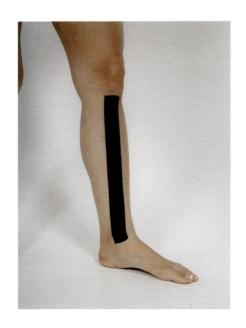

第4章　手技キネシオテーピング法（基本編）

■腓骨テーピング

幅3.75 cm、長さ35 cm

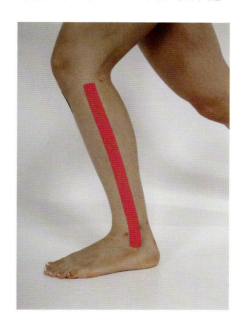

■脛骨、腓骨骨間膜メカニカルテーピング

上：幅5 cm、長さ30 cm（青）
下：幅5 cm、長さ20 cm（青）

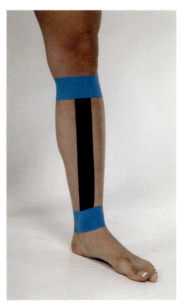
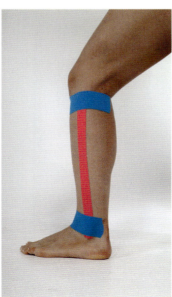
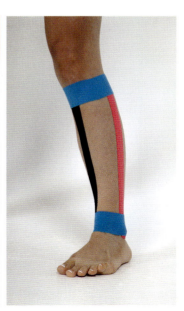

109

■ 足首テーピング

腓腹筋テーピング
幅 5 cm、長さ 40 cm
（青　Y字）

後脛骨筋テーピング、または長趾屈筋テーピング
幅 2.5 cm、長さ 45 cm
（黒　Y字）

長腓骨筋テーピング
幅 2.5 cm、長さ 45 cm（赤　I字）

靭帯テーピング
幅 2.5 cm、長さ 25 cm（黒　I字）外果の下から前方を通って、内果へ

内側縦足底テーピング
幅 5 cm、長さ 15 cm（I字）

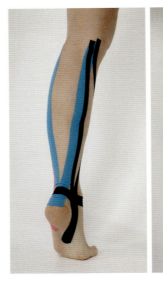
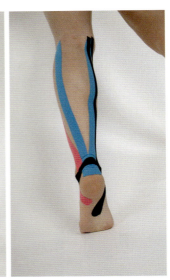

第5章
手技キネシオテーピング法
（応用編）

この章では、キネシオテーピングを用いて、筋肉と筋膜を治療しながら関節マニピュレーションを行う療法について説明する。

脊椎関節可動域減少の場合

1. キネシオテーピングを脊椎関節可動域が減少している場合、患側の筋肉、筋膜をスムーズに調整しながら、縮めて、反対側の筋肉、筋膜を動かないように抑制し、関節マニピュレーションを効果的に行う。なぜなら可動域減少関節周辺の筋肉、筋膜には炎症が起きていて、縮みにくくなっているからである。
2. 脊椎関節可動域が減少している側の筋肉、筋膜を動かないように抑制して、筋肉、筋膜の硬直を減少させる。そして反対側の筋肉、筋膜をスムーズに調整しながら、関節マニピュレーションを効果的に行う。この場合筋肉、筋膜の張りを精神的に和らげるとともに反対側の筋肉、筋膜を調整することで関節マニピュレーションの副作用を最小限にする。

関節マニピュレーションについて

関節可動域が減少している部位に力を加え、関節可動域最大角度まで持っていくことをスラストと呼ぶ。スラストは高速で低振動幅（High Velocity Low Amplitude）で行うことにより、関節に安全に刺激を与えることができる。スラストを行うとキャビテーション（日本語：空洞現象、マニピュレーション：矯正音）が起こり、関節から音が鳴る場合がある。これは関節に溜まったガスが一時的に分散されてリリース（解放）されることで起こる。一度分散されたガスは1～2時間で関節に溜まるときもあれば半日かけて溜まるときもある。

関節マニピュレーションの目的

関節マニピュレーションをすると、可動域が減少していた関節をほぐし、可動域を広げるとともに、関節の神経を刺激し痛みを軽減する、筋肉の硬直を緩和させ血行促進する、脊椎のマニピュレーションによって内蔵反射などの効果を得られる。

マニピュレーションが適さない患者もいるので注意が必要である。以下に挙げた症例の場合は関節マニピュレーションをするべきではない。

1. 頸椎動脈の異常　Primary vertebral artery pathology of the cervical spine
    a. 椎骨動脈不全症候群 Vertebraobasilar insufficiency
2. 動脈異常　Disorder of other arteries

第5章　手技キネシオテーピング法（応用編）

    a．動脈硬化（狭心症や脳卒中の原因となる）Atherosclerosis

    b．動脈瘤　Aneurysm

3．炎症性関節炎　Inflammatory joint disease（炎症性自己免疫疾患　rheumatoid arthritis）

4．変形性関節炎　Severe osteoarthritis

5．伝染性または細菌による関節炎　Infectious arthritis joint

6．骨代謝の異常　Metabolic bone disease（骨粗鬆症　Osteoporosis）

7．骨の癌　Primary metastatic malignant bone disease

8．ダウン症候群　Genetic disorders（the cervical spine of Down syndrome patient）

9．骨折　Fracture bone or grossly dislocated joint

10．血液凝固異常　Clotting disorders

11．糖尿病　Diabetes if neuropathy is present

12．仮病　Malingering

13．アルツアイマー病　Alzheimer's disease

　上記の症例以外にも、以下の患者は気をつけてマニピュレーションをする必要がある。

1．可動性亢進関節　Hypermobility in the involved joints

2．妊娠　Pregnancy

3．椎間板ヘルニア　Acute disc, Herniated disc

4．年寄り　Elderly

5．子供　Pediatric

6．脊柱狭窄症　Stenosis of Spinal Canal or IVF（intervertebral foramen）

　関節マニピュレーションを行うことで副作用が起こる可能性もある。

　中でも、頸椎関節マニピュレーションで起こる脳血管障害は最も避けたい副作用である。デンマークの調査で頸椎のアジャストで脳血管障害は90万回から130万回に1回の割合で起こると発表されている[注1、2]。脳血管障害のリスクには喫煙、避妊薬、高コレステロール、高血圧がある。リスクのある患者は気をつけて治療する必要がある。そのほかに筋肉痛、頭痛、めまい、治療部位の痛みの副作用がある。もし患者が関節マニピュレーションの副作用に悩まされるようであれば関節マニピュレーションを中止する。皮膚、筋膜、筋肉が炎症を起こしている可能性があるので、クライオセラピー、キネシオテーピングなどの治療により症状が改善する場合がある。

113

注1）1996 Klougart et al: 1 CVA in 1.3 million cervical treatments and 1 CVA in 900,000 upper cervical treatments in Danish population
注2）1996 Assendelf et al: estimates occurrence of vertebrobasilar accident to 1 in 1,000,000 manipulations

副作用を抑える方法

　副作用の症状を改善する方法として、クライオセラピー、キネシオテーピングは皮膚、筋膜、筋肉、関節すべての細胞組織の炎症、痛みに効果的であるが、ほかにも手技筋膜マニピュレーション、手技リンパマニピュレーションなども用いることができる。また、水分を多く摂り体液の循環を良くすることも大切である。副作用症状が出現した部位の水療法、外服のクリーム、電気療法なども効果がある。ほかにはホメオパシー、ビタミン、ハーブ、サプリメント療法も良い。

関節マニピュレーションのコンタクトハンドとサポートハンド

　関節マニピュレーションを行うとき、可動域が減少している関節を直接動かす手をコンタクトハンドと言い、逆のサポートする手をサポートハンド、またはステイビライゼイションハンドと言う。コンタクトハンドは手のいろいろな部位を使う。
　頸椎：人差し指の第1関節を使う。
　胸椎：豆状骨／小指の根元のふくらみか親指の根元のふくらみを使う。
　腰椎：豆状骨／小指の根元のふくらみ、親指の根元のふくらみ、前腕、人差し指、中指のいずれかを使う。
　仙腸関節：豆状骨／小指の根元のふくらみ、親指の根元のふくらみ、人差し指、中指のいずれかを使う。
　たとえば頸椎の治療の場合、人差し指の橈骨側遠位指節関節を使う。

　サポートハンドはスラストが過剰に関節を刺激しないようにする。もしくは動きの良くない椎骨周辺の皮膚、筋膜、筋肉を伸展させるために使う。サポートハンドを間違って使うと、皮膚、筋膜、筋肉、関節の症状を悪化させるときがある。

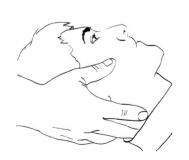

第5章　手技キネシオテーピング法（応用編）

椎骨の可動域減少の呼び方と位置表示

　可動域減少の呼び方は治療家の中でも様々である。カイロプラクターは椎骨の関節可動域減少部を触診やレントゲンで検診、検査し、「サブラクセーション」と呼んでいたが、整形外科では「サブラクセーション」という語には「脱臼」の意味があるため、最近は「サブラクセーション」ではなく「リストリクション（制限、抑制）」と呼ぶようになってきている。オステオパスは「リージョン（損傷）」と呼ぶが、整形外科では「リージョン」と呼ぶと細胞が損傷している傷のことを示すので、「リージョン」という言葉を使うときに気をつけたほうが良い。理学療法士とマッサージ師は関節可動域減少部を「ハイポモーバル（可動域減少）」と呼んでいて、ナチュロパス（自然医学医師）は「リストリクション」と呼んでいる。

　可動域が減少している椎骨または関節部位の位置により、可動域減少の位置表示を行う。どの部位をみて位置表示しているかによって呼び方が異なる。たとえば椎体と棘突起で表示するとき、左右逆になる。

椎骨の図	可動減少部位置表示
	椎体で表示する場合：左の回旋 横突起で表示する場合：左の横突起後ろ 棘突起で表示する場合：右に回旋 動きで表示する場合：椎体が左に回旋していて右に回旋しない。
	椎体で表示する場合：右の回旋 横突起で表示する場合：右の横突起後ろ 棘突起で表示する場合：左に回旋 動きで表示する場合：椎体が右に回旋していて左に回旋しない。
	椎体で表示する場合：右の屈曲 横突起で表示する場合：右の横突起下方、または左の横突起上方 棘突起で表示する場合：右下方、または左上方 動きで表示する場合：左屈曲しない

115

	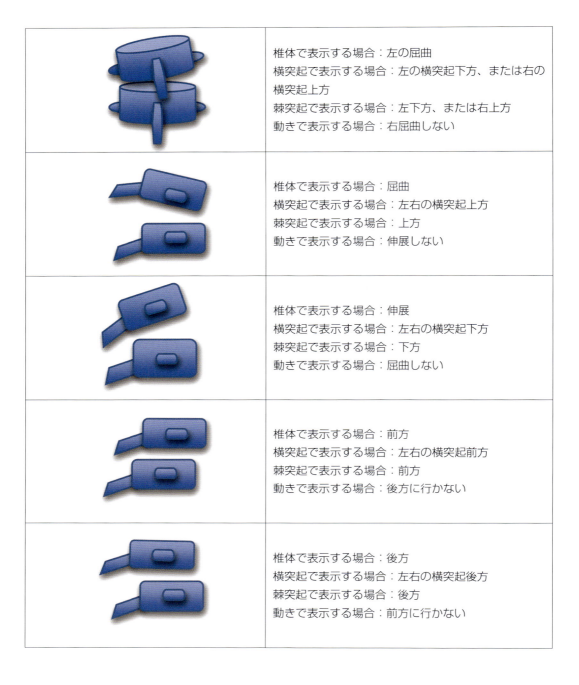	椎体で表示する場合：左の屈曲 横突起で表示する場合：左の横突起下方、または右の横突起上方 棘突起で表示する場合：左下方、または右上方 動きで表示する場合：右屈曲しない
		椎体で表示する場合：屈曲 横突起で表示する場合：左右の横突起上方 棘突起で表示する場合：上方 動きで表示する場合：伸展しない
		椎体で表示する場合：伸展 横突起で表示する場合：左右の横突起下方 棘突起で表示する場合：下方 動きで表示する場合：屈曲しない
		椎体で表示する場合：前方 横突起で表示する場合：左右の横突起前方 棘突起で表示する場合：前方 動きで表示する場合：後方に行かない
		椎体で表示する場合：後方 横突起で表示する場合：左右の横突起後方 棘突起で表示する場合：後方 動きで表示する場合：前方に行かない

椎骨のモデルで見せるリステング

左横突起後方　　　　　右横突起後方

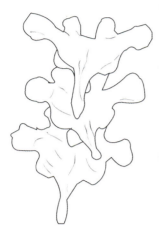
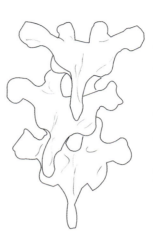

椎骨を横にしたときのリステング

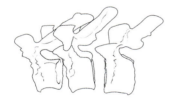
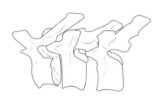

屈曲の位置で可動域減少　　　伸展の位置で可動域減少

頸椎マニピュレーション

■ キネシオテーピング

右胸鎖乳突筋 ファシリテーション
幅 2.5 cm、長さ 30 cm Y 字（赤）

右前斜角筋 ファシリテーション
幅 2.5 cm、長さ 15 cm I 字（青）

左胸鎖乳突筋 インヒビション 幅 2.5 cm、長さ 30 cm Y 字

左後斜角筋 インヒビション幅 2.5 cm、長さ 15 cm I 字

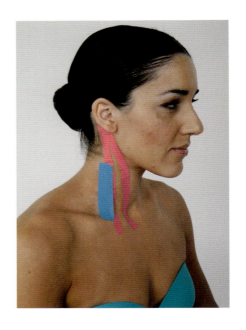

オプション
起立筋 ファシリテーション
幅 2.5 cm、長さ 15 cm I 字（青 2 本）

靭帯 コレクション
幅 2.5 cm、長さ 15 cm I 字（赤）

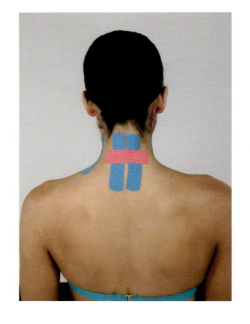

第5章　手技キネシオテーピング法（応用編）

■頸椎の技

急激な回旋と伸展を伴う技法は脳血管障害を起こすリスクがあるので行うべきではない。

患者の位置：仰臥位
術者の位置：患者の上方に立つ。

コンタクトハンド：左手の人差し指橈骨側を頸椎関節に置く。

サポートハンド：右手で患者の右耳を覆うようにかぶせ、人差し指を患者の右の胸鎖乳突筋の後方に置く。これで頸椎の過剰な動きを防ぐことができる。

スラスト：引きを可動域向上方向にし、頸椎関節の角度の方向にスラストする。

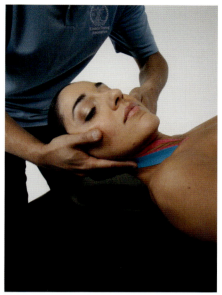

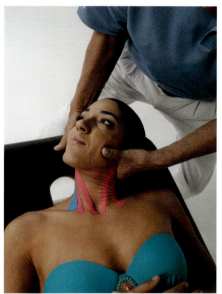

コンタクトハンドとサポートハンド

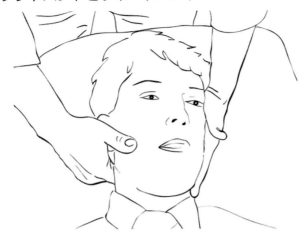

可動域最大値

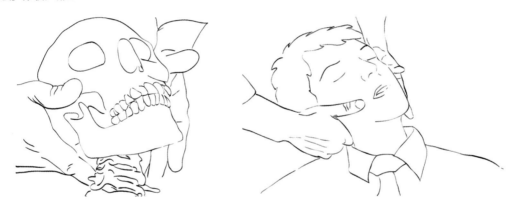

オプション

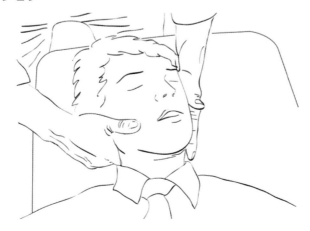

ロングレバーを使うとき、頸椎全体のマニピュレーション

胸椎マニピュレーション

■キネシオテーピング

前面：胸骨
 幅5 cm、長さ15 cm　上から下へ　インヒビション

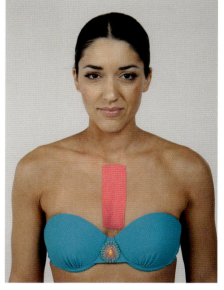

後面：
幅2.5 cm、長さ7 cm（赤Y字）第5胸椎から　棘間インヒビション

幅1.25 cm、長さ7 cm（青I字2本）回旋インヒビション

幅1.25 cm、長さ15 cm（黒I字2本）多裂筋インヒビション

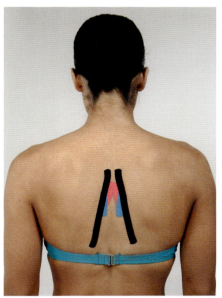

■胸椎腹臥位の技

患者の位置：腹臥位
術者の位置：患者の後頭部を向いて横に立つ。

コンタクトハンド：両手の母指球筋を患者の可動域減少胸椎の横突起に置く。

スラスト：患者の最大呼気位に、可動域減少胸椎を向上する方向に後方から前方にスラストする。

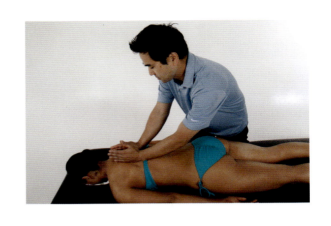

伸展の位置で可動域減少。スラストは屈曲方向にする。

屈曲の位置で可動域減少。スラストは伸展方向にする。

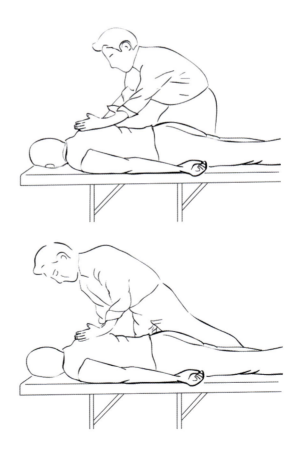

第5章　手技キネシオテーピング法（応用編）

オプション
■クロスハンドの技

コンタクトハンド：クロスハンド

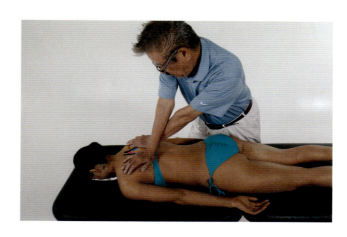

オプション
■クロスハンド回旋
　胸椎が回旋して横突起が後方の場合の技

コンタクトハンド：左手の母指球筋を後方回旋している横突起に置く。

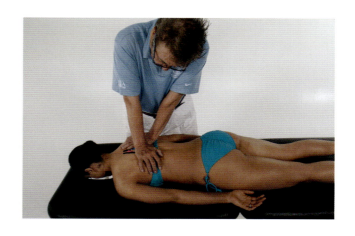

■ 胸椎仰臥位の技（同側）
 Thoracic A to P

患者の位置：仰臥位
術者の位置：患者の顔を向いて横に立つ。

サポートハンド：左手で患者の後頭部と首を支えて肘を患者の腕に置く。

コンタクトハンド：右手の母指球筋と近位指節関節を患者の可動域減少胸椎の横突起に置く。

スラスト：患者の肘を下方にずらし腹部で押さえて腹部から10～60度の角度で患者の胸椎に向けてスラストする。

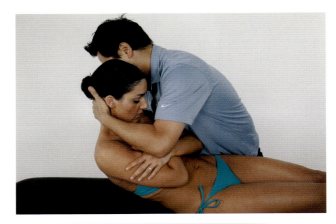

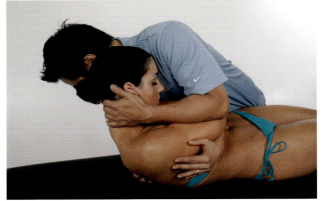

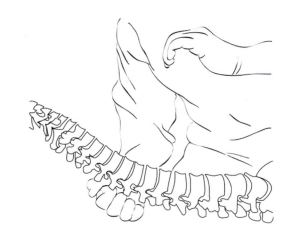

第5章 手技キネシオテーピング法（応用編）

オプション
■抱え込み（反対側）の技

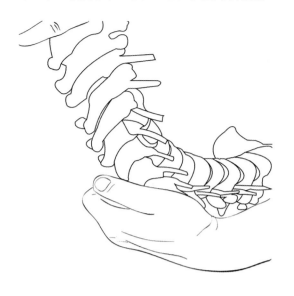

患者の位置：仰臥位
術者の位置：患者の顔を向いて横に立つ。

サポートハンド：右手で患者の遠位の肩を支えて上腕で首を支える。

コンタクトハンド：左手の母指球筋と近位指節関節を患者の可動域減少胸椎の横突起に置く。

スラスト：患者の肘を下方にずらし腹部で押さえて、腹部から10～60度の角度で患者の胸椎に向けてスラストする。

肋横突関節マニピュレーション

■キネシオテーピング

前面：胸骨
幅5 cm、長さ15 cm　上から下へ　インヒビション

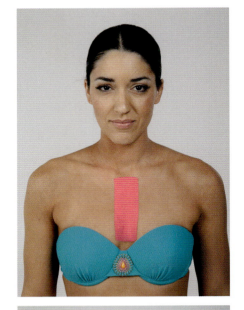

後面：椎肋関節3、4
幅5 cm、長さ20 cm（青Y字）

第4胸椎から肩甲骨
幅5 cm、長さ15 cm（赤Y字）

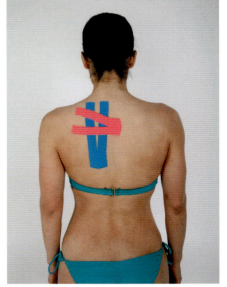

第5章　手技キネシオテーピング法（応用編）

■抱え込みの技

患者の位置：仰臥位
術者の位置：患者の顔を向いて横に立つ。

サポートハンド：左手で患者の右肘を下方そして左肩の方に動かす。

コンタクトハンド：右手の母指球筋と近位指節関節を患者の可動域減少胸椎の横突起に置く。

スラスト：患者の右肘の左手から肋横突関節の右手に向けて押す。

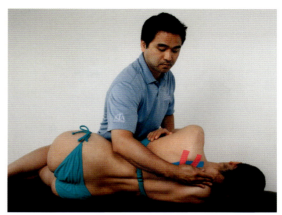

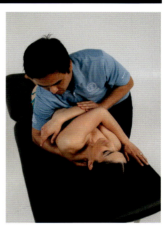

■腹臥位の技

患者の位置：仰臥位
術者の位置：患者の上方に立つ。

サポートハンド：右手で患者の頸と頭を軽く支えながら左に回旋する。

コンタクトハンド：左手の母指球筋を可動域減少胸椎の横突起と肋骨に置く。

スラスト：後方から前方に少し外側に向けて押す。

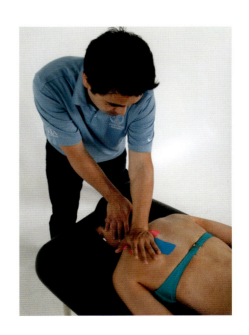

腰椎マニピュレーション

■ キネシオテーピング

前面：腹直筋上からのファシリテーション
幅 2.5 cm、長さ 30 cm

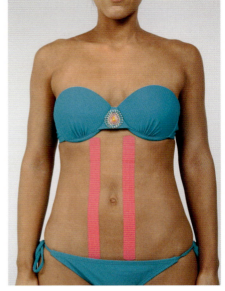

後面：第 2 腰椎から　棘間と回旋ファシリテーション
幅 2.5 cm、長さ 7 cm（赤 Y 字）

横間ファシリテーション
幅 1.25 cm、長さ 7 cm（青 I 字 2 本）

多裂筋ファシリテーション
幅 1.25 cm、長さ 15 cm（黒 I 字 2 本）

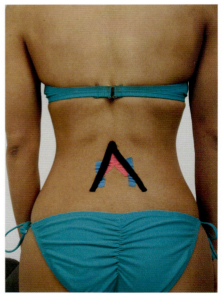

第5章　手技キネシオテーピング法（応用編）

■胸椎側臥位の技

患者の位置：側臥位。可動域減少腰椎側を上に横になる。または横突起、肋骨突起、乳頭突起後方の側を上に横になる。
術者の位置：患者の顔を向いて横に立つ。

コンタクトハンド：左手の母指球筋を患者の可動域減少胸椎の乳頭突起に置く。

スラスト：患者の後方から前方へスラストする。

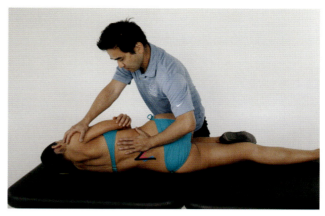

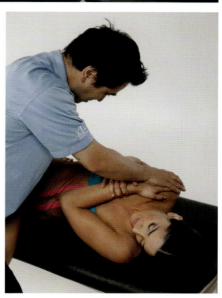

仙腸関節マニピュレーション

■キネシオテーピング

前面：大腰筋 ファシリテーション
幅5 cm、長さ20 cm（赤）

後面：仙腸関節 靭帯コレクション
　幅5 cm、長さ15 cm（赤）

仙腸関節 メカニカルコレクション
幅5 cm、長さ15 cm（黒）

梨状筋 インヒビション
　幅5 cm、長さ20 cm（赤Y字）

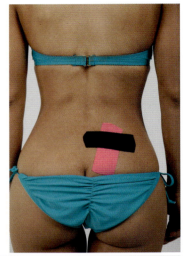

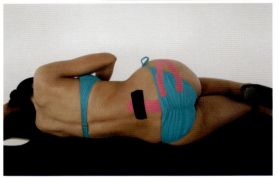

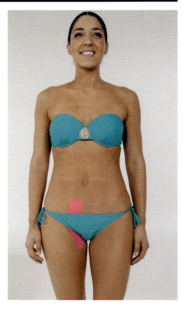

上後腸骨棘が後方そして下方に位置する場合
■ブッシュドロップの技

患者の位置：側臥位。可動域減少の短下肢側を上に横にする。
術者の位置：患者の顔を向いて横に立つ。

コンタクトハンド：左手の母指球筋を患者の上後腸骨棘に置く。

スラスト：患者の後方から前方へスラストする。

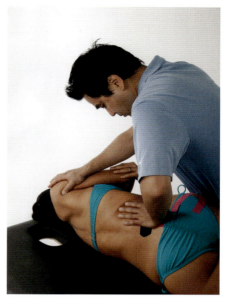

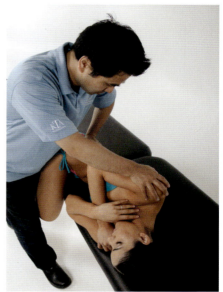

患者の位置のアドバイス

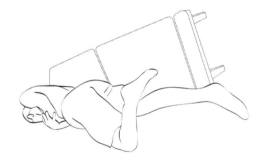

患者をなるべく治療台の端に持ってくる。

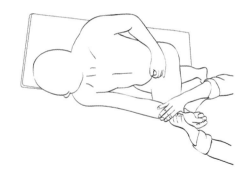

患者の側臥位の下方の腕を引くことで患者に治療台から落ちないという安心感を与える。引きすぎると脊椎を必要以上に回旋してしまうので注意が必要である。

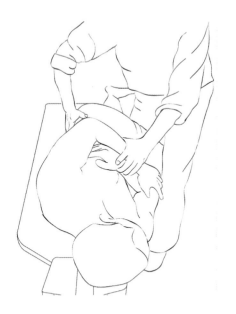

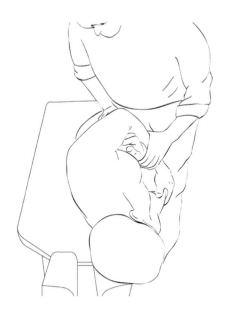

患者の角度が大切である。患者の体全体を前に傾けて上後腸骨棘が上になるようにする。

第5章　手技キネシオテーピング法（応用編）

コンタクトハンドのアドバイス

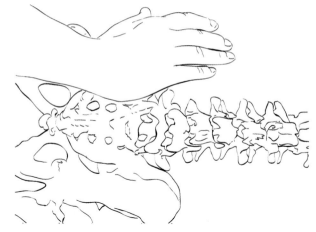

コンタクトハンドの母指球筋を上後腸骨棘の内側に置く。

他の技

短下肢側のキックプル

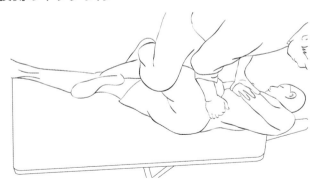

短下肢側のキックプッシュ

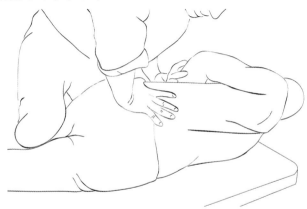

長下肢側のマニピュレーション

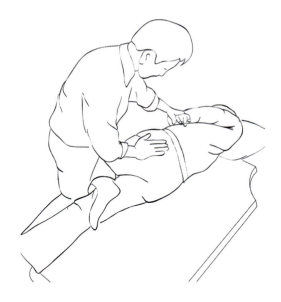

上後腸骨棘が後方そして下方に位置する場合：コンタクトハンドを坐骨結節か坐骨棘に置く。

ドロッププッシュ、長下肢側のキックプッシュ

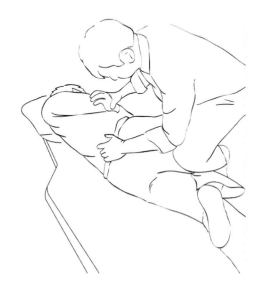

第5章 手技キネシオテーピング法（応用編）

自主練習

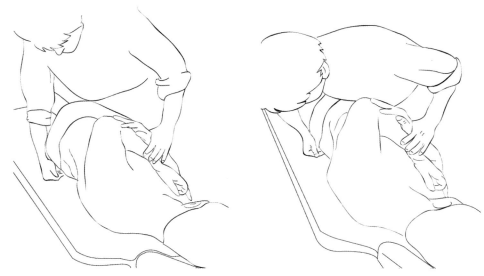

1．ドロッププッシュの練習 患者を抱え込む感じで力を与える。
2．コンタクトハンドを上後腸骨棘に置かずに膝を落とす感じでドロップの練習をする。
3．枕を患者との間に挟んでドロップをするのも良い。
4．コンタクトハンドを上後腸骨棘に枕の上からおいてドロップとプッシュをする。

1）足首を持って片足でバランスの練習をする。
2）ドロップは右膝を曲げて体幹を落とす感じでする。

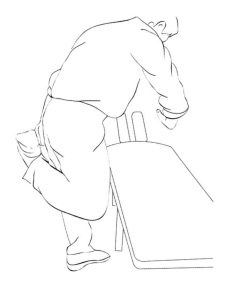

135

肩関節マニピュレーション

■ キネシオテーピング

肩関節
機械的メカニカルコレクション
幅5 cm、長さ25 cm
烏口突起から大結節を通り、肩甲骨まで

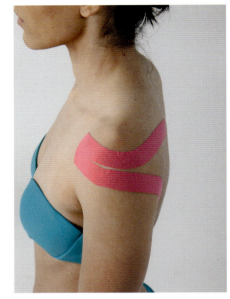

肩甲骨
肩甲骨の機械的メカニカルコレクション
幅5 cm、長さ20 cm（青）肩甲骨内側部
幅5 cm、長さ20 cm（黒）肩甲骨外側部
幅5 cm、長さ15 cm（赤）肩甲骨上部

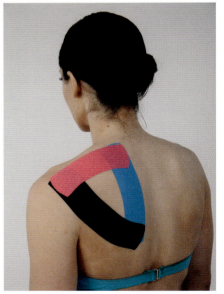

■関節マニピュレーション

術者の胸で患者の肩甲骨を押さえて肩関節を後方に持ってくるように患者の肘からスラストする。

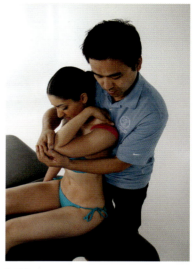

肩甲骨と胸椎（thoracoscapular junction）の可動域減少部位をスラストする。

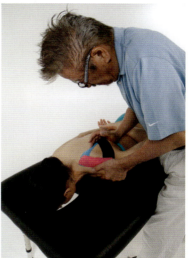

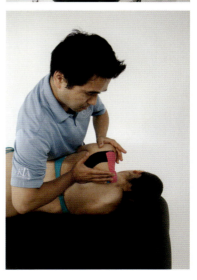

胸鎖関節マニピュレーション

■キネシオテーピング

鎖骨
幅 2.5 cm、長さ 15 cm（黒）

鎖骨、鎖骨胸骨の靭帯
幅 2.5 cm、長さ 7 cm（赤）

胸鎖関節、鎖骨下筋ファシリテーション
幅 2.5 cm、長さ 15 cm（黒）

または鎖骨下筋インヒビション
幅 2.5 cm、長さ 15 cm（黒）

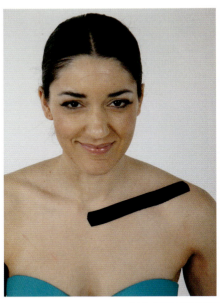

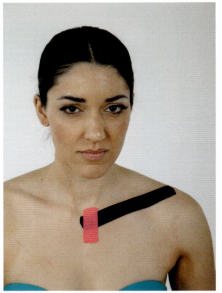

第5章　手技キネシオテーピング法（応用編）

■関節マニピュレーション

患者の左腕を牽引して左手の母指球筋を胸鎖関節においてスラストする。

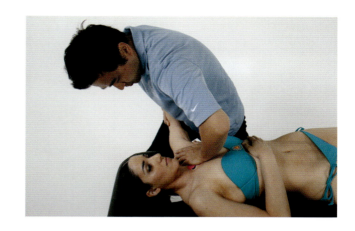

■鎖骨マニピュレーション

鎖骨下筋が硬直して胸郭出口症候群などの症状があるときに使う。鎖骨上部と下部の両方から鎖骨をマニピュレーションすると良い。

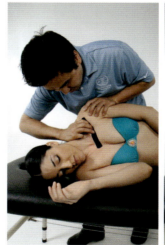 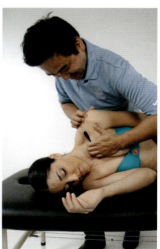

肘関節マニピュレーション

■ キネシオテーピング

橈骨　靱帯テープ
幅　長さ5cm（赤）

腕橈関節
幅　長さ5cm（黒）

橈尺関節
上腕二頭筋　Xテープのインヒビション
幅5cm、長さ35cm（青）

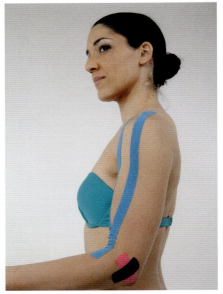

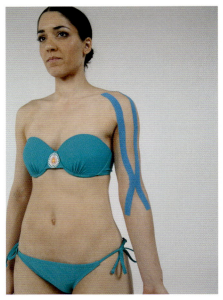

第5章　手技キネシオテーピング法（応用編）

■関節マニピュレーション

橈骨頭を後方から前方にマニピュレーションする。テニス肘、ゴルフ肘、または手根管症候群のときに使う。

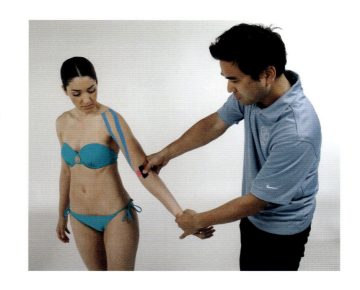

■キネシオテーピング

尺骨　靭帯テープ
腕尺関節のスペースコレクション
幅5cm、長さ15cm（赤）

上腕筋のインヒビション
幅2.5cm、長さ17cm（青）

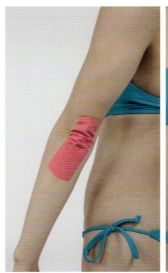 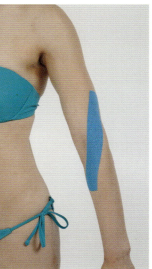

■関節マニピュレーション

患者の肘の内側から肘頭を外側にマニピュレーションする。テニス肘、ゴルフ肘、または手根管症候群のときに使う。

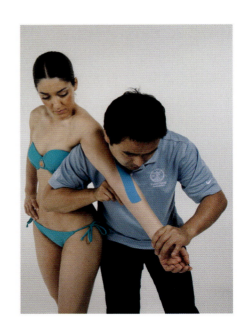

手首関節マニピュレーション

■キネシオテーピング

靭帯テープ
浅指屈筋インヒビション
幅5cm、長さ35cm（青　熊手X字）

メカニカルコレクション
幅5cm、長さ15cm（赤）

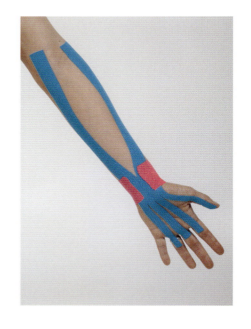

第5章　手技キネシオテーピング法（応用編）

■関節マニピュレーション

手根管症候群のときに掌の方からか甲の方からか可動域減少を改善するためにマニピュレーションする。

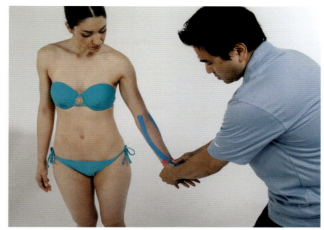

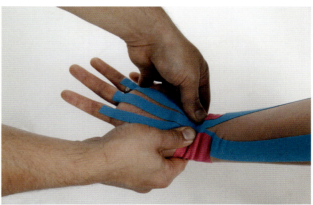

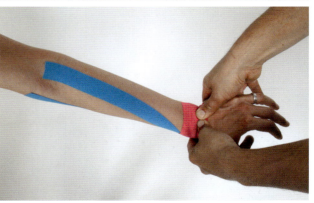

股関節マニピュレーション

■ キネシオテーピング

梨状筋インヒビション
幅5 cm、長さ20 cm（赤　Y字）

大腰筋ファシリテーション
幅5 cm、長さ20 cm（赤）

中殿筋インヒビション
幅5 cm、長さ25 cm（青Y字）

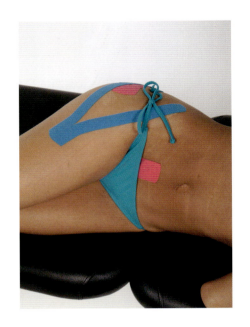

■ 関節マニピュレーション

股関節可動域減少部を向上させるために、下方または股関節を20〜30度外転させてマニピュレーションする。

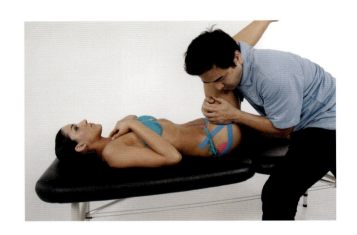

膝関節マニピュレーション

■キネシオテーピング

前十字靱帯メカニカルコレクション
幅5 cm、長さ25 cm（赤）

膝窩筋　ファシリテーション
幅5 cm、長さ20 cm（青）

足底筋
幅2.5 cm、長さ45 cm（黒）

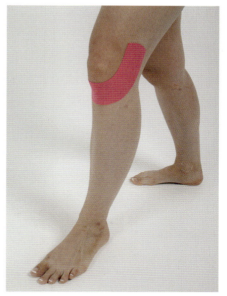

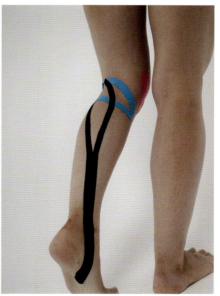

■関節マニピュレーション

患者が腹臥位のときは、腓骨頭または内側顆後方を前方にマニピュレーションする。仰臥位のときは、腓骨頭または内果後方を前方に引くようにマニピュレーションする。

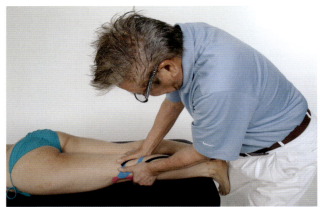

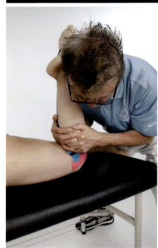

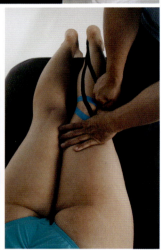

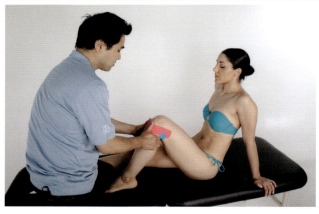

足首関節マニピュレーション

■ キネシオテーピング

腓腹筋テーピング
幅 5 cm、長さ 40 cm（青　Y字）

後脛骨筋または長趾屈筋テーピング
幅 2.5 cm、長さ 45 cm（黒　Y字）

長腓骨筋テーピング
幅 2.5 cm、長さ 45 cm（赤　I字）

靱帯テーピング
幅 2.5 cm、長さ 25 cm（黒　I字）

内側縦足底テーピング
幅 5 cm、長さ 15 cm（I字）

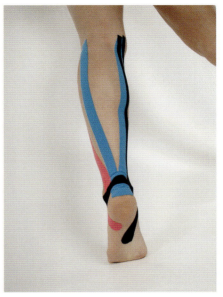

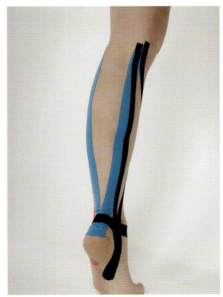

■関節マニピュレーション

距骨、立方骨、踵骨、舟状骨の
マニピュレーションをする。

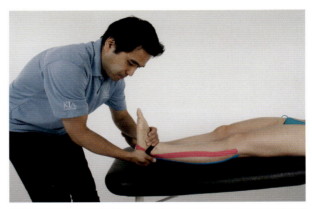

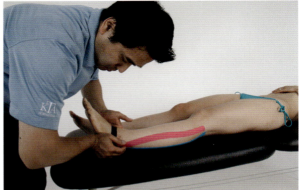

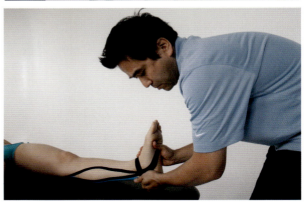

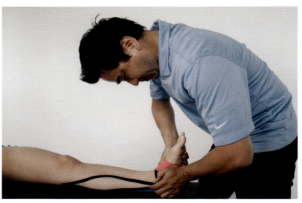

第5章　手技キネシオテーピング法（応用編）

治療例

　表皮から骨の中のハバース管まで、体をマクロからマイクロまで診て治療する。皮膚には痛みと圧の受容体がある。刺激されている受容体を緩和する場合と刺激されている受容体をさらに刺激して体の神経回路を困惑させて痛みをとる場合では手法が異なる。

頭蓋骨、頸椎
a.　むち打ち症は一般に交通事故のときなどに起こる頸の捻挫のことである。たとえば、赤信号で止まっている車に後ろから車が追突すると、急激な衝撃がまず頭を座席の頭部の背もたれに押し付けるように後方に叩き付けて、その反動で前方に動かされる。追突の衝撃から受けるこの動きによって胸鎖乳突筋、または上僧帽筋を引き伸ばし傷つける。ときには衝撃がひどく骨を折ったり、靭帯、硬膜を傷つけることもある。

　　治療はまず検診を受けて骨折をしていないか確認することである。骨折が否定され、手術も受けない場合には、即時にキネシオテーピングを用いると効果がある。初めはリンパキネシオテーピングが有効である。次に、キネシオスクリーニングテストと手技組織移動テストを行い異常な組織を確認してキネシオテーピングを行っていく。特に棘突起靭帯、棘筋、胸鎖乳突筋、上僧帽筋のキネシオテーピングが有効である。

b.　頭痛には主に片頭痛、緊張型頭痛、群発頭痛がある。片頭痛は脳の血管の膨張が原因とされていて、緊張型頭痛はストレスによる筋肉の緊張が原因とされている。群発頭痛の原因はよく解明されていない。耳鼻科系の症状が併用することと定期的な時間に起こることから、視床下部が影響していると考えられている。

c.　片頭痛の治療をするときは消化器系の関連からホルモンバランスなども考慮する。消化器系のキネシオテーピングは特に肝臓、胆嚢をする。ホルモンバランスに関連した不調は女性に多い。下腹部のキネシオテーピングまたは甲状腺のキネシオテーピングが効果的である。ほかには乳様突起と環椎の横突起、前頭筋などのキネシオテーピングをする。

　　胸鎖乳突筋の裏側に頸動脈洞がある。頸動脈の圧により頭痛を発生している場合が多いため、胸鎖乳突筋（SCM）キネシオテーピングは頭痛テープとも言われている。

d.　緊張型頭痛の場合は筋肉の緊張を筋膜、筋肉のマニピュレーションでほぐし、

149

上僧帽筋、肩甲挙筋のキネシオテーピングをする。

e. 群発頭痛の場合は顔面キネシオテーピングを行う。眼窩上か眼窩下の痛みが多いので患部に狭間テーピングをする。自律神経キネシオテーピングも副交感神経または体内リズムのバランスをとるのに有効である。ほかには鼻根筋、鼻筋、皺眉筋テーピングをする。

胸椎

f. 肋骨間痛または肋骨痛

　　肋骨骨折の有無、帯状疱疹でないかを確認する。外、内肋間筋の異常を診て手技組織移動テストで痛みが軽減するようにキネシオテーピングをする。

g. 肋骨結節関節痛

　　肋骨肋軟骨と胸椎横突起の関節痛は確かな治療をしなければ長引くことが多い。長筋の脊柱起立筋と短筋の肋骨挙筋、棘間筋、横間筋、回旋筋をほぐし、肋骨結節関節の動きを良くしてキネシオテーピングでバランスをとる。

腰椎

h. 腰椎分離症

　　分離症は、10代のときに激しいスポーツをして椎間関節部の骨にひびが入るか骨折を生じて起こる。骨に異常があると筋肉がバランスをとる。たとえば腰椎前弯のときは大腰筋、梨状筋をほぐしてキネシオテーピングの機械的コレクションをしてバランスをとる。キネシオリハビリでMUTもしくは体幹を鍛える。

i. ぎっくり腰は筋肉、筋膜の緊張、または十分ほぐれていない場合、または血液の循環が悪い場合に急激に動かしたときに起こる。ほかには椎間板中心部の髄核の周りの輪状の線維軟骨の線維輪に亀裂が入ると、ぎっくり腰の症状を起こす場合がある。

j. 椎間板ヘルニアは線維輪に亀裂が入り、炎症が起こりやすい髄核が神経根のスペースまたは脊柱管に入り込み、炎症を起こして下肢痛または下肢のしびれの症状が皮膚分節知覚帯に出現する。筋力の低下もしくは馬尾症候群を起こしている場合はすぐに検診を受ける必要がある。

　　i. 治療は炎症を抑える食事療法などいろいろあるが、手技療法ではまずヘルニアの部位の確認が大切である。部位を確認してキネシオテーピングを手技組織移動テストで診たてて行う。同時にクライオ、牽引、MUTを行いヘルニアの部位の炎症を抑えることが重要である。

　　ii. キネシオテーピングはヘルニアの部位から上と下の棘突起を離すようにテ

150

第5章　手技キネシオテーピング法（応用編）

ープのキックバックを使って貼るか、機械的コレクションでヘルニアの部位から上と下にヘルニアの部位を皮膚を引き離すように貼る。または狭間コレクションまたは機械的コレクションを手技組織移動テストの結果を考慮して貼る。

iii. ヘルニアの部位と神経根を確認することで筋肉のキネシオテーピングも行うと効果がある。下のテーブルで上肢、下肢の筋肉と神経を参照してキネシオテーピングを行うと良い。

骨盤

k. 過剰運動症候群のように全身の関節の可動域が通常以上である場合、よく使われる関節、たとえば仙腸関節などケガで炎症を起こしやすい。過剰運動症候群以外にも妊婦さんの体に分泌されるホルモン、リラクスンまたはケガで関節の可動性が亢進する可動域亢進関節で、仙腸関節に痛みが生じることがある。まず関節の可動性を調べるのが重要である。

l. 可動性減少関節はどの方向の動きが良くないかを確認して、それによって体がコンプロマイズ（順応）して起きる症状を把握し治療する。仙腸関節の可動域減少の場合、筋肉のバランスをキネシオテーピングまたは筋膜、筋肉マニピュレーションで整い、関節マニピュレーションで可動性をさらに良くすると効果的である。

附録
手技キネシオテーピング法
についての論考

1. 複数臨床に基づくキネシオテープとカイロ
   プラクテック治療の相互作用に関する調査
   研究

2. キックバックが皮膚、軟部組織に及ぼす影響
   —テープの伸張率との関連—

複数臨床に基づくキネシオテープとカイロプラクテック治療の
相互作用に関する調査研究

アメリカ支部　自然医学医師、カイロプラクター、鍼灸師　髙倉昌宏

発 表 内 容

はじめに

　この臨床調査研究はキネシオテープをカイロプラクテックの治療の一環として使ったときに、どのような相互作用や治療効果が得られるかを調べるものである。いかなる前提条件もつけずに、治療に対して実際に患者がどのように感じたかを調査し、患者の反応と効果を分析する。それにより、カイロプラクテックとキネシオテープによる治療の相互作用をまとめる。

　アメリカでは、キネシオテープが背骨の痛みの治療に用いられるアジャストと合わせて使われることが多い。アジャストを行う前に貼るか、行った後に貼るかにより、キネシオテープを使用する目的を分類することができる。まず、前者の場合、1）筋肉、筋膜のバランスをとりアジャストをしやすくする、2）アジャストの際に筋肉、筋膜が必要以上に伸ばされるのを防いでアジャストの効果を上げる、3）キネシオテープをアジャストの後に貼ることによって血液・リンパの流れを改善しアジャストの治療効果を上げる事が考えられる。後者の場合、1）筋肉、筋膜のバランスをとってアジャストの効果を持続させる事が考えられる。本研究では、特に、アジャストの前もしくは後に、キネシオテープを貼った時と、貼らなかった時の患者の反応と治療効果の違いを調べる。この研究はあくまで一般患者の治療データを集めるということで、アメリカのIRB（Institutional Review Board）の許可を得ずに行われる。

具体的手法

　研究対象として背骨に痛みを感じている一般の患者をコンピューターによりランダムに3つのグループに分ける。グループAの治療にはアジャストだけを行う。グループBにはアジャスト前にキネシオテープを貼る。グループCにはアジャスト後にキネシオテープを貼る。いずれのグループも治療が適切であった患者のみを対象とする。グループAからグループCの治療法が適切でない患者には別の適切な治療を行うため、本研究の対象としない。

　患者の反応と治療効果はオープン形式の質問で、治療直後と治療3日後に調査する。治療直後の調査はインタビュー形式で、3日後は電話で行われる。治療直後は治療箇所の動きに関する質問、3日後は動きだけでなく日常生活への影響も調べる。また、治療前と治療直後と治療3日後に疼痛のスケールをアンケート調査する。オープン形式の質問は患者の治療効果への反応をなるべく左右しないように"治療はどうだったか"だけ質問する。治療が良い悪い、どのような効果があるかなどは一切質問しない。このようにすれば、治療に関する反応を

様々な形で聞くことができる。質問者はトレーニングを受け、身体的表現（身振り手振り）や患者の答えに対して一切対応しないようする。インタビューには時間制限を設けず、患者の反応を患者自身の言葉によって引き出す。これによって患者の治療に対する素直な反応を聴取することができる。患者の答えはすべて録音され、そのまま記録される。

方法

シアトル自然治療クリニック（Seattle Nature Cure Clinic）は一般家庭医師が患者の診察、治療を行う治療院で訪れる患者は様々である。

高血圧、糖尿病、風邪、生理不順、食べ物アレルギーなどの疾患で患者の年齢は0歳から78歳まで幅が広い。この研究は様々な疾患のある患者の中で脊椎または仙腸関節の痛みのみを持つ患者の治療の反応のデータを収集した。そのため組み入れ基準、除外基準の制限はない。患者の脊柱または仙腸関節の痛みがカイロプラクテックの治療で良くなるだろうと診断された患者のみ治療前のアンケートを記入してもらった。治療はカイロプラクテックのアジャストをした患者をグループA、キネシオテープをアジャストの前に貼った患者をグループB、キネシオテープをアジャストの後に貼った患者をグループCの3つのグループに各グループ10人ずつランダムに患者の痛みの部位、年齢に関係なく分けられた。それぞれのグループの患者はアジャストまたはテープの治療を受ける前に筋肉、筋膜をほぐすために5分前後のマッサージ、頭蓋仙骨療法、または内臓マニピュレーショ

ンの治療をした。治療後すぐ患者の反応を質問側が記録する際の偏見をなくすためにオープン形式の質問を録音して記録した。オープン形式の質問は“この治療体験はどうでしたか？”、“カイロのアジャストのとき、どうでしたか？”、“テープを貼ったとき、どうでしたか？”のみ聞かれた。質問は患者が医師に直接言いにくいこともあるかもしれないので訓練を受けたアシスタントによって行われた。アシスタントは身体的表現（身振り手振り）や患者の答えに対して一切対応しないようする、または誘導的な質問を一切しないように訓練された。質問時間には制限を設けないようにすることによって、患者の反応を患者自身の言葉によって引き出した。オープン形式の質問の後再度アンケートを記入してもらった。アンケートは痛みのスケール、可動域の違い、テープのアレルギー反応を記入してもらった。治療の効果を確認する上で3日後に電話でアンケートのインタビューも行った。

インタビューの分析

治療後のインタビューのコメントを元に、治療の効果と反応を分析した。すべての患者が治療後のインタビューに答えた。患者数は29人で5番と6番の患者は2つの部位の痛みの症状があったため同一人物で治療を行った。それぞれのインタビューは5分から10分で行われた。インタビューは治療、アジャストメント、テープについて、なんでも気がついたことを答えるように質問した。インタビューはすべて録音された。録音したコメントを患者の言葉そのまま正確に書き写し、分析した。それぞれのコメントをコードとし最も多いコードを

テーマとして7つ選択した（表1）。それぞれのテーマは、i) 筋肉、筋膜マッサージ、頭蓋仙骨療法、内臓マニピュレーションが痛みの部位をリラックスさせ、やわらげカイロプラクテックのアジャストメントが受けやすかった、ii) テープによって部位がサポートされ治療の効果が持続された、iii) 見立て、診断、治療が早かった、iv) 興味深かった、v) 他の治療家と比べた時に今回の治療の方が良かった、vi) アジャストメントに緊張した、vii) 良い治療だった、である。

　テーマの分析によりすべての患者がより多くコメントしたテーマを分析してテーマを密集させた。

今までと違う感じでサポートしている。"、"心地良い。"、"部位の圧痛を軽減させている。"など、多くの患者が肯定的なコメントをした（4, 10, 14, 18, 19, 20, 23, 26, 28, 30）。何人かの回答には、"テープをしても何も違いがない。"、"テープを貼ったことがあるがテープが何であるかわからない。"など、良くも悪くもとれないコメントをした（9, 11, 15, 16, 22）。（表2参照）

　そして2人の患者が"何も感じない。"、"何も感じない。全然違いがわからない。"と、テープの効果はあまりなかったとコメントした。バイオフリーズのスプレーがテープの効果を良くしているとのコメントもあった。（11, 25）

表1：インタビューの結果（数字は患者No.）

テーマ	アジャスト		
	だけ (A)	前 (B)	後 (C)
i)	3, 12, 13, 21	5	11, 14, 16, 26, 30
ii)		20	4, 23
iii)	21		4
iv)			2
v)	24, 29	15, 18, 22, 28	4, 19
vi)		1	
vii)	7	8, 10	9

表2：テープの効果

回答	良い	良くも悪くもない	感じない
患者No.	4, 10, 14, 18, 19, 20, 23, 26, 28, 30	9, 11, 15, 16, 22	7, 25

疼痛スケール

　疼痛スケールは治療前、治療直後、治療3日後にアンケートをとった。痛みの平均値を測定して one-way ANOVA で分析した。

キネシオテープの効果

　カイロプラクテックのアジャストの前の筋肉、筋膜マッサージ、頭蓋仙骨療法、内臓マニピュレーションの治療のコメントが多かった。テープに関しての回答は相対的に少なかったが、"テープは心地良く姿勢の問題も軽減している。"（10）、"テープは心地よく、治療のサポートをしている感じがした。"（23）のコメントがあった。また、テープの質問に対しては"テープが部位を

表3：疼痛の分析

治療前	A (10)	B (10)	C (10)	Total (30)
疼痛レベル*	1.8 ± 0.3	2.2 ± 0.4	1.5 ± 0.5	1.8 ± 0.2
年齢**	31.3 ± 1.6	33.1 ± 1.4	32.5 ± 2.0	32.3 ± 0.9
女性	(9)	(6)	(6)	(21)
疼痛部位***	1 (3)	1 (5)	1 (3)	1 (11)
	2 (3)	2 (3)	2 (1)	2 (7)
	3 (0)	3 (4)	3 (2)	3 (6)
	4 (5)	4 (3)	4 (4)	4 (12)
過去の治療歴有	(5)	(6)	(6)	(17)

附録　手技キネシオテーピング法についての論考

* 痛みのレベルは visual analog scale で測定した。痛みなしを 0、最大の痛みを 10 で記録した。標準と標準誤差を記録した。
** 年齢平均値と標準誤差
*** 数人の患者が複数の部位の痛みを表示した。

1 = 首
2 = 背中上部
3 = 背中中間部
4 = 背中下部

この研究の治療は一カ所の部位だけ行った。

1 = 首
2 = 背中上部
3 = 背中中間部
4 = 背中下部／仙腸関節

表4

治療後	A (10)	B (10)	C (10)	Total (30)
疼痛レベル *	1.2 ± 0.4	0.7 ± 0.2	0.9 ± 0.4	0.9 ± 0.2
疼痛レベルの変化 **	-0.6 ± 0.2	-1.4 ± 0.3	-0.6 ± 0.2	-0.9 ± 0.2
良い治療効果 (Yes/No)	(7)	(8)	(9)	(24)

* 痛みは visual analog scale で測定した。痛みなしを 0、最大の痛みを 10 で記録した。標準と標準誤差を記録した。
** 痛みのレベルの変化は治療前の痛みのレベルから治療後の痛みのレベルを引いた値。マイナスの値は治療後の痛みに良い結果の場合（平均値と標準誤差で表示）

表5

3日後	A (8)	B (8)	C (6)	Total (22)
痛みのレベル *	1.4 ± 0.5	0.5 ± 0.2	0.8 ± 0.4	0.9 ± 0.2
機能の改善 (Y/N)	(7)	(8)	(9)	(24)
活動の改善 (Y/N)	(6)	(5)	(3)	(14)
動きの改善 (Y/N)	(6)	(7)	(5)	(18)

* 電話のインタビューで 3 日後の痛みのレベルを 0 から 10 のスケールで聞いた。

統計分析

- 治療前の疼痛レベルはグループ A、B、C に統計的な違いは見られなかった。（$F_{(2, 27)} = 0.732$, $p > 0.490$, two tail）. 3 つのグループの治療前の疼痛レベルの平均値は統計的に違いがない。

- The repeated t-test で 3 つのグループすべてが統計的に有意であった。（Group A $p < 0.030$; Group B $p < 0.001$, Group C $p < 0.029$）. 3 つのグループすべてが治療後の疼痛の軽減に統計的に有意であった。

- The repeated measure ANOVA で治療前と後の疼痛レベルに有意差があった。$F_{(2, 27)} = 3.638$, $p < 0.04$, two tail. グループ B の疼痛の軽減と他のグループに有意差があった。しかし治療前と治療後の疼痛レベルは the post-hoc tests では有意差が見られなかったため The repeated measure ANOVA の結果の解釈には留意が必要である。Scheffe（$p = 0.077$）of Tukey HSD（$p = 0.062$）test. Post-hoc tests はエラーを調整するのでこの結果はグループ B の治療前の疼痛レベルが高かった（$2.2 ± 0.4$）ための α エラーのためである（図 2 参照）。

- 痛みの変化のヒストグラムではグループ B が大きな変化を示した。グループ C は外れ値が見られる（図 1 参照）。

- 統計的に有意ではないが、以下に興味深い結果をまとめる。
  ◦ 22 人の患者と 3 日後の電話インタビューが行われた（73%）。
  ◦ 3 日後のインタビューで機能改善があった患者の数はテープを貼ったグループとテープを貼らなかったグループでほとんど同じだった。しかしテープを貼ったグループは活動の改善と動きの改善の数が少なかった。テープを貼

ったグループの疼痛レベルの平均値は軽減したがテープを貼らなかったグループの疼痛レベルは増加した（図２参照）。

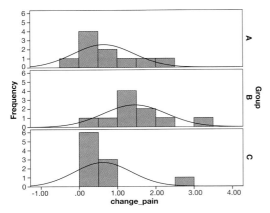

図１：治療前と治療後の疼痛の変化

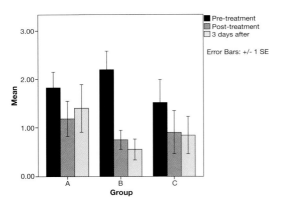

図２：治療前、後、３日後の疼痛の変化

考察

　治療後のインタビューによって多くの患者がテープの効果を良く感じた。より多くのコメントを収集しようとしたため、相対的にキネシオテープに限ったコメントが少なくなったと考えられる。この研究では患者の反応を誘導させてコメントさせることを控えたため、アジャストの前にテープを貼った場合とアジャストの後にテープを貼った場合の反応の違いがあまりでなかった。テープのコメントは良い回答が多かったが、テープをアジャストの前に貼ったほうが良いのか後に貼ったほうが良いのかの違いを主張するものはなかった。テープをアジャストの前か後に貼った場合の患者の反応、貼った場合のアジャストに対する緊張感、リラクゼーションのレベル、そしてアジャストの効果など、テープの効果に特化した質問を提示することにより、より詳細なコメントを得られる可能性が期待される。

　３つのグループの治療が統計的に有意であった。特にテープをアジャストの前に貼ったときの疼痛レベルの軽減に他のグループとの有意差が出た。テープを貼ることで患者を心地良くしたり、リラックスさせたり、痛みの部位の筋肉、筋膜のバランスをとってアジャスト効果の向上をもたらしたと考えられる。

　３日後のインタビューでテープを貼ったグループの活動の改善と動きの改善が少なかったのは、おそらくこれはテープが治療後も痛みの部位に影響を与えている可能性が考えられる。

　30人中１人が皮膚のアレルギー反応があったと答えている。どのような反応があったのかこれからテープのアレルギー反応についての調査は今後の課題である。

　筋膜テストはこれからテープを貼る上で見立てを確立させる必要がある。筋膜テストは浅く、または深く、そしてどのくらいの力で筋膜を動かすかによって、体に異なる影響を及ぼす。影響を与えすぎた場合は体の別な箇所が痛くなったりもする。今回

はテープの伸縮力を使っているため、筋膜の影響をなるべく少なくした。今後の課題として、筋膜テストの研究を深め、正しい見立ての確立を追究していきたい。

おわりに

カイロプラクテックのアジャストをする上で、キネシオテープを貼ることによる痛みの部位の筋肉の緩和、痛みの減少、治療後のサポートなど、キネシオテープの有用性を実証した。アジャストの前にテープを貼った場合の方が後に貼るより、痛みが減少し、良い相互作用があることが今回の研究でわかった。

今後もより多くの症例に対して、カイロプラクテックとキネシオテープによる治療を併用し、患者の反応と治療効果により相互作用の調査を深めていく。

参考文献

加瀬建造、Dr 加瀬セラピー軟部損傷アプローチ、2010

キネシオテーピング協会インターナショナル、KT1、2、3ワークブック、2005

謝辞

今回の研究に協力していただいた笹川雅英自然医学医師にはとても感謝をしている。

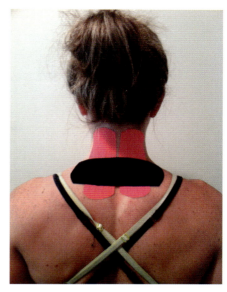

図3：(頸椎：起始から停止テープまたは 停止から起始テープ) 頸椎のキネシオテープ（アジャストの前後に貼る場合は同じ。起始から停止、停止から起始の方向は筋膜の検診で決める）

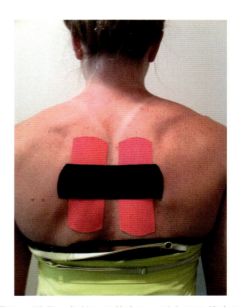

図4：(胸椎：起始から停止テープまたは 停止から起始テープ) 胸椎のキネシオテープ（アジャストの前後に貼る場合は同じ。起始から停止、停止から起始の方向は筋膜の検診で決める）

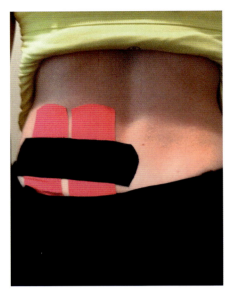 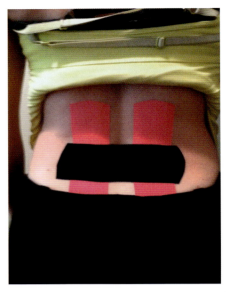

図5：(腰椎：起始から停止テープまたは停止から起始テープ) 腰椎のキネシオテープ（アジャストの前後に貼る場合は同じ。起始から停止、停止から起始の方向は筋膜の検診で決める）

図6：(仙腸関節：起始から停止テープまたは停止から起始テープ) 仙腸関節のキネシオテープ（アジャストの前後に貼る場合は同じ。起始から停止、停止から起始の方向は筋膜の検診で決める）

キックバックが皮膚、軟部組織に及ぼす影響
―テープの伸張率との関連―

髙倉昌宏（バスティア大学）、ピーター・ラング（メキシコキネシオテーピング協会）
キーワード：キネシオテープ、キックバック、筋膜

【はじめに】

　局部の皮膚や軟部組織を動かすことにより、疼痛症状が軽減されることに関する臨床研究は多く行われている。臨床では、予め触診にて、皮膚や軟部組織をどの方向にどの程度動かせば、より鎮痛効果が得られるかを確認してテープを貼付する。

　「キックバック」とは、キネシオテープを皮膚に貼付する際、テープの持つ伸縮性により、テープが起点に戻ろうとする現象である。キックバックを利用したテーピングにより、皮膚や軟部組織を動かし、痛みの軽減と可動域の向上を図ることができる。

　キックバックの反張力はテープの伸張率によって異なり、伸張率を50％以上にすると、伸張率を上げていくにつれて、テープの反張力が小さくなり、キックバックが減少すると考えられている。

　本研究では、キックバックが皮膚、筋膜、筋肉に及ぼす影響について、テープの伸張率との関連を調査する。

【実験方法】

1）被験者

　被験者は年齢24～67歳（平均年齢27.5）の9名である。本研究の趣旨を説明し、口頭にて同意を得られた方を対象とした。

2）実験方法

　5cm幅、長さ10cmのキネシオテックステープを用いる。大腿内側にテープの伸張率を0％から100％まで5％ずつ変化させ、近位から遠位に貼付する。施術直後、超音波画像を分析し、表皮、真皮、筋膜、筋肉が、変化しているか（起点方向にキックバックが発生しているかどうか）を測定した。

　測定は仰臥位で実施。超音波映像はSono Site Edge 1）の測定器を大腿部の中心線上遠位から1/3の所に設置した。

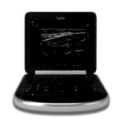

写真1：超音波装置

【結果と考察】

1）キックバック

　伸張率5％から35％ではキックバックは9名中7名が起点方向に動いた。2名は伸張率50％まで起点方向へのキックバックがみられず、伸張率55％から75％までで起点方向へのキックバックが観察された。

2）深さ

　伸張率5％から筋膜への影響が観察された。伸張率50％以上では、すべての被験者に対して、皮膚、筋膜、筋肉への影響が観察された。

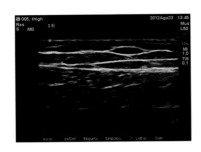

写真2：超音波画像

　起点方向へのキックバックが伸張率5%から35%で見られなかった2名はともに体重が平均以上で、頸部や腰部に慢性の筋骨格系の痛みを訴えていた。過剰な筋膜内の脂肪細胞がテープのキックバックの起点に戻る方向性を変化させる可能性があると考えられる。

　比較的やせている被験者では、他の被験者に比べて、伸張率が低くても起点方向へキックバックがあることが確認された。

【おわりに】

　超音波画像上、伸張率や対象者の体格に応じて、キックバックの強度や皮膚、軟部組織への影響に変化があることがわかった。さらに、画像分析を深め、変化の深さや距離など、起こった変化について、さらに検討を深めていく予定である。

【参考文献】

1）http://www.sonositejapan.com/edge_series.htm

2）3）4）加瀬建造（1998, 2004, 2005）14回、19回、20回キネシオテーピング学術臨床大会発表一覧、キネシオテーピング療法研究、第2巻・第1号

おわりに

　医学や臨床における新たな発見により、キネシオテーピング法は目覚ましい進化を続けています。層構造を持つ皮膚の異なる役割に応じた貼り方も確立され、細胞レベルで体に影響を与え、治療効果を持続させることができるようにもなりました。また、人々の生活スタイルも変化してきており、益々キネシオテーピング法が求められるようになってきています。

　私のクリニックでも、キネシオテーピングをはじめとしたキネシオ療法を導入して10年が経ちました。当初は、キネシオテーピングを求めるアスリートの患者が多かったのですが、最近ではクライオセラピー、スラッキング、マッスルユニットトレーニングなどの治療法でも効果が実感され、満足され、様々な患者が来院されるようになってきました。

　本書では、キネシオテーピング法と手技療法を統合させ、単独で施術しても、統合して施術しても、治療効果を期待できる実際の治療法を紹介しています。現場で直接に患者の治療にあたる治療家の先生方はもちろん、特別な専門知識や資格をお持ちでない方々にも理解しやすいように、多数の写真や図を取り入れ、具体的にわかりやすく解説するよう心がけました。本書を活用していただき、是非、周りの方々や自分自身も自然治癒力を引き出すきっかけとしていただければと切望しています。今後も私は常に探究心を持ち、臨床研究を重ねて、キネシオ療法の普及に努めていきたいと考えています。また、本著も皆様のご意見をもとに、より使いやすいものに改訂していきたいと考えています。

髙倉　昌宏

著者略歴

髙倉昌宏（たかくら・まさひろ）ND, LAc, DC

　自然医学医師、米国カイロプラクター、米国鍼灸師、バステューユ大学客員教授。

　一般家庭医として、米国シアトルでクリニックを開業。医師免許に加え、鍼灸やカイロプラクティックの資格を持ち、「全ては患者様のために」をモットーとして地域医療に携わる。代替医療の総本山である「バステューユ大学」で後進の指導にあたりながら、日本の医療従事者を対象にした人体解剖海外研修も行っている。

　さらに近年は、米国キネシオテーピング協会の理事として、世界各地でキネシオテープの普及活動に力を注いでいる。2013年にはメジャーリーグ「シアトルマリナーズ」の専属治療家として選手の治療を行い、現在も引き続き自然医学とカイロプラクティック治療専門の相談役としてチームを支えている。

　マサ統合医療診療所、院長　　www.masaintegrative.com
　シアトル自然治癒クリニック、院長　　www.seattlencc.com

監修者略歴

加瀬建造（かせ・けんぞう）DC

　キネシオテーピング協会会長。キネシオテーピング療法学会理事。日本セパタクロー協会顧問。

　キネシオテーピング療法の研究と普及教育に努めるほか、スラッキング、マッスルユニットトレーニング、クライオセラピー、サムライトレーニング、流体筋膜療法などを統合した医術の講習会・講演会を開催する。自身の臨床経験と創意工夫で築き上げた加瀬医術を伝授する医塾も行っている。

参考文献

- Bergmann T., Peterson., Lawrence D., Chiropractic Technique New York: Churchill Livingstone 1993.
- Cipriano J. Photographic Manual of Regional Orthopedic and Neurological Tests. Philadelphia: Lippincott Williams and Wilkins, 2003.
- Crowther C. Primary Orthopedic Care. St Louis: Mosby, 2004.
- Lee C. B. Orthopedics class notes, 2005.
- Maggee D. Orthopedic Physical Assessment. Philadelphia: Saunders, 1997.
- Malcom, GP, Surgical Disorders of the Cervical Spine: Presentation and Management of Common Disorders, *J Neurol Neurosurg Psychiatry* 2002, 73: 34-41.
- Michaud T., Uneventful upper cervical manipulation in the presence of a Damaged Vertebral Artery, Case Report, J Manipulative Physiol Ther, Sept 2002; 25: 7.
- Vernon H, Mior S. JMPT 1991; 14(7): 409-415.

手技キネシオテーピング法

2015年12月1日　初版発行

監　　　修	加瀬建造
著　　　者	髙倉昌宏
発　行　者	斎藤信次
発　行　所	株式会社　科学新聞社
	東京都港区浜松町 1 - 2 - 13　〒105-0013
	Tel：03-3434-3741　Fax：03-3434-3745
	http://www.chiro-journal.com　http://www.sci-news.co.jp
印刷・製本	港北出版印刷株式会社

ISBN978-4-86120-045-8
Ⓒ2015 The Science News Co. Ltd.
Printed in Japan
定価はカバーに表示してあります。